老いの話題事典

石神昭人［監修］
中野展子［著］

東京堂出版

はしがき

二〇一三（平成二五）年、六五歳以上の高齢者人口は三一八六万人となり、総人口に占める高齢者の割合は二五パーセントになりました。実に四人に一人が高齢者です。この割合は今後も上昇を続け、二〇三五（平成四七）年には高齢者の割合が三三・四パーセントとなり、三人に一人が高齢者になると見込まれています。

私が老化研究を始めたのが一九八三（昭和五八）年ですから、もう三一年も昔になります。この時の総人口に占める高齢者人口の割合は約一〇パーセントでした。一〇人に一人が高齢者です。今ではとても少なく感じられるかも知れません。

三一年前に老化研究に着手したときには、周りの人たちから、なんでそんな人生の終末期近くの暗い研究をするのか、とよくいわれたものです。しかし、今はどうでしょうか。どんな研究をしているのですかと聞かれたときに、老化や老化制御の研究を行っていますというと、すごい研究を行っているのですねと感心されたり、老化を防ぐ方法をぜひ教えて下さいといわれます。

その時代によって研究の価値は変わるのでしょうか。私はそうは思いません。しかし、たしかにみんなが求める研究へのニーズは時代により変わってくるのかもしれません。

以前の研究は、どうして老化するのか、その詳細な機構を解明するための基礎研究が多かったように思います。しかし、最近ではどのように老化のスピードを遅くして、老化しないようにするのかという老化制御やアンチエイジングといわれる研究が多くなりました。

私たちの研究所、東京都健康長寿医療センター研究所では、寿命を延ばす研究はほとんど行っていません。生物はそれぞれ遺伝的に決められた限界寿命があると考えられています。人の場合、それが一二〇歳だとすれば、その限られた生存期間をいかに健康で活動的に生き生きと暮らせるかが重要です。

そのためには多くの老年病を克服する必要があります。しかし、全ての病気を克服できたとしても、全ての人が幸せとも限りません。では、人が幸せだと思う瞬間はいつでしょうか。家族や友人と一緒にいるとき、仕事が順調にいっているとき、など病気とは無縁の精神的な充実感が得られるときです。

これまでの老化をテーマにした本や雑誌は、いかに老化の進行を遅らせるのか、病気にならないようにするため、体力増進を目的とした健康法や抗老化作用があると考えられている栄養素をどのように摂取するのか、などに関するものが多かったのではないかと思います。

実際に私たちの老化研究でも、いかに病気になりにくくするのか、老化のスピードを遅らせるのか、などの方法論に関する基礎研究が多かったのです。

私は今までに、強い抗酸化作用のあるビタミンCを研究テーマとして、ビタミンCを体の中でつくることができないマウス（マウスは、通常体の中でビタミンCをつくることができます）を開発して、ビタミンCの不足状態が長期的に続くと老化の進行がはやくなり、寿命が短くなることを明らかにしてきました。

ビタミンCが長期的に不足すると体の中で何が起こるのでしょうか。活性酸素が増加して細胞や組織に障害を与えて、細胞の機能を損なうのでしょうか。その詳細な機構はまだ明らかではありません。

最近では社会的な繋がりが老化や寿命に影響を与えることも分かってきました。たとえば、見知らぬマウス同士を一緒にすると相手を攻撃して喧嘩になり、お互いが傷ついて、はやく死んでしまいます。しかし、生まれたときから一緒に過ごしたマウスは、喧嘩することもなく、穏やかに天寿を全うすることができます。また、生涯一匹だけで過ごしたマウスは、そのマウスの性格にもよりますが、一般的にはやく死んでしまいます。やはり、社会的な繋がりはとても重要であると容易に想像できます。

人も同じではないでしょうか。ひとりでいることが好きな人もいるかも知れません。しかし、多くの人は、家族や友人と過ごす時間に大きな喜びを感じるはずです。特に、老後は若い時以上に社会的な繋がりを必要とし、それに喜びを感じて、充実した日々を過ごせるのではないでしょうか。

本書は、老化のメカニズムについても最初に言及し、その本文の多くを老後生活の設計、すなわち長寿社会を快適に生きる方法について書かれています。また、日本の歴史から見た老いをテーマに、日本人独特の文化から老後をどのように過ごしたらよいのか、先人たちの生き方や考え方からいろいろなことを学ばせてくれます。

人の性格は十人十色であるように、老化も一〇人いればそれぞれの人で考え方や生き方が異なります。四人に一人が高齢者になった現代、そして二〇年後には三人に一人が高齢者になる時代に向けて、本書は貴重な道標になると思います。

限りある人生だからこそ、人はその時その時を精一杯に生きることができます。折角、与えて頂いた一度きりの人生ですので、自分なりに充実した老後にしましょう。

石神　昭人
（監修者）

●目次●

2章　老後の生活設計——長寿社会を快適に生きる

4章 この人たちに学ぶ老後の生き方

不老長寿の秘訣……182

晩年も波乱のドラマ……197

最後まで愛に生きた人……212

1章

「老化」のメカニズム

老化とは何だろう——いつから始まり、どうなるのか

元気な長寿者が増えている

最近「百寿者《ひゃくじゅしゃ》」という言葉をよく耳にするようになりました。

「百寿者」とは一〇〇歳以上長生きしている人のことですが、医療技術の発達や栄養・衛生面の向上により、日本でも一〇〇歳以上生きる人が飛躍的に増えています。

彼らはまさに、不老長寿の夢に限りなく近づいた人たちといえるかもしれません。

百寿者は、一九六三（昭和三八）年には日本全国でわずか一五三人でしたが、五〇年近く経った二〇〇七（平成一九）年には三万人を超え、二〇〇九（平成二一）年には四万人を、さらに二〇一三（平成二五）年には五万四千人を突破しました。しかも、かつて日本中で人気者だったきんさんとぎんさん姉妹のように、一〇〇歳を超えても元気でかくしゃくとしてい

る高齢者が増えてきたことは、実に驚くべきことではないでしょうか。

古来、「不老不死」「不老長寿」は人類の夢でした。

新刊の書籍や雑誌の表紙には、〝老化を防ぐ健康食〟とか〝一〇歳若く見える美容法〟〝心と体のアンチエイジング〟といった見出しが躍っており、「抗老化」への関心の高さがうかがえます。秦の始皇帝や中世の錬金術師が不老不死の妙薬を求めたように、いつまでも老いることなく生き続けることは、時代や国を超えた人類の根源的な欲望といえます。

二一世紀の今、日本をはじめ多くの先進諸国が高齢社会を迎えており、不老不死とまではいえないにしろ、長寿の夢はかなり現実のものになってきました。私たちは、人類がかつて経験したことのない長寿社会に生きており、「老いの時間」はとても長くなっています。

それでは、一般に高齢者とか老人とかいうのは、何歳からをいうのでしょうか。

社会通念でいえば、定年を迎える六〇歳以上と考える人もいるでしょう。いや最近の高齢者は元気だから、実際は七〇歳以上が妥当ではないかという声も少なくないようです。

研究者によっても見解が分かれるところなのですが、WHO（世界保健機構）の定義によれば、「老人」とは、六五歳以上のことをいいます。日本でも老人健康保険が六五歳以上から発行されており、「老人福祉法」では原則として六五歳以上を福祉措置の対象としている等、六五歳以上を高齢者として認識することは無理がないようです。

老後は人間だけに与えられた恩恵の時間

日本人の平均寿命が男性で七九・九四歳、女性で八六・四一歳（厚生労働省二〇一二年統計）ということからすると、六五歳からの老後期間は、平均して一五年から二〇年もの長い期間となります。

人の一生は、生まれてから性成熟に至る「成長期」、子孫をつくり育てる「生殖期」、そして生殖を終えた後の余生ともいうべき「後生殖期」の三つの時期からなると考えられます。老化の兆しは意外に早く二〇代から起こりますが、厳密には後生殖期、つまり生殖可能年齢以降から臓器の機能の衰退現象として、老化が始まります。

健康な人間の場合、成長期と生殖期を合わせた時期では、ほぼ同じスピードで成長が進み、その期間も一定です。一方、後生殖期については、何歳から始まるという明確な定義はなく、老化のスピードも、早く進む人もいれば遅い人もいて、人によってまちまちです。

老化の進行に個人差があるのは遺伝的な要因もありますが、一人ひとりの食事や生活環境の違いからくるものでもあります。つまりそれは、老化が後天的要素に大きく影響されるものであることを物語っているのです。

動物の寿命が生殖のためにあると仮定すれば、成長期と生殖期を合わせた期間は、遺伝的に生命を保証するシステムが働いていると考えられます。後生殖期はいわばおまけの期間になるので、遺伝的保証期間は終了し、個々の置かれた環境や生活の仕方に左右されながら老化が進行していくのです。

このように、老化が不確定なもので個人差が大きいということは、とりもなおさず個人の対処の仕方次第で、老化をかなりのところまでくい止めることが可能だということになります。この点は忘れないようにしたいものです。

老化というと、心身の衰えとか、器官の機能低下といった暗い面ばかりがイメージされがちですが、老いの期間は生物進化の歴史の中で、ほかの動物にはもてない人間だけに与えられた恵みの時間でもあります。

野生の動物であれば、生殖期を経て老齢期にはいった場合、体力も落ち、外敵に捕食されたりして、ほとんど生きながらえることはできません。動物界の頂点に立ち天敵の心配のない人間だけが、後生殖期である老後を生き抜くことができたのであり、しかもこの期間を延長させてきたのです。

老いてこそ得られるもの、それは豊かな知見や洞察力、このうえない精神の深まりです。老いを迎えた人間にだけ与えられたすばらしい恩恵といえるでしょう。

老化とはどういう状態をいうのか

そもそも老化とはどういうものなのでしょうか。老化の定義とは何でしょうか。

ひと言でいうならば、成熟に達したのちに、全てのヒトに起こる加齢にともなう生理機能の低下といえます。

WHOの定義では、「老化とは、加齢とともに臓器の機能が次第に衰えて、ついに環境に適応できなくなり、個体死に至る過程であり、老化は常に進行性で不可逆なものである」、とされています。

また、アメリカの著名な老年学の研究者であるストレイラーは、老化について次の四つの原則を挙げています。

①普遍性……老化は、全ての生命体に等しく必ず起こり、不可避である。

②内在性……老化は、遺伝的に生命体に内存する要因であり、環境要因によるものではない。

③進行性……老化は、徐々に起こり、決して元には戻らない。

④有害性……老化は、生体に有害で機能低下をもたらすものである。

つまり、老化は全ての生命体に起こり、避けられないものであり、生命体のシステムにあらかじめプログラムされていて、徐々に進行し、決して後戻りはできず、生体に有害で機能低下をもたらすものである、ということです。

これらの特徴以外にも、環境的要因など複数の要因が、老化のスピードに影響を与えるといわれています。

同じ年齢であれば、同じ速さで加齢が進むはずなのに、いつまでも若々しく健康な人もいれば、衰えが激しく実年齢よりもふけて見える人がいます。これは、それぞれのおかれている環境や生活習慣、遺伝的要因の違いが、老化の進みぐあいや現れ方に関係しているからです。

人間にだけ与えられた長い老化の過程とどのように向き合い、与えられた生命の時間を健康に過ごすためにはどうすればよいのか、それには、まず「老い」あるいは「老化」というものを正しく捉えることが必要です。

まず、老化がどのような仕組みで起こるのか、加齢により人間のからだの機能はどう変化するのかを知り、さらには老化の予防法や長寿の秘訣を探っていきましょう。

寿命と老化——老化したら寿命がくるとは限らない

加齢と老化は違うもの

よく混同しがちなのが、「加齢」と「老化」という二つの言葉です。「加齢」とは、文字通り歳を重ねることであり、人間の誕生から死に至るまでの時間的進行を示します。加齢は誰もが同じ速さで進むので、同年同日に生まれた者同士でいえば、年齢が逆転することもなければ、追い抜くこともできません。

最近「アンチエイジング」という言葉を耳にすることが多くなりましたが、これを「抗加齢」と訳すのは適切ではありません。加齢に抗うというのは、タイムマシンにでも乗らない限り、時間の流れを逆行するようなもので不可能なのです。

一方、「老化」すなわち生体機能の衰えの現れ方は、遺伝的要因や生活・環境要因により、人によってまちまちです。老化は、単に年齢を重ねるだけでなく、老いによるさまざまなあと戻りできないからだの変化を含んでいます。

英語の「エイジング」(aging)には、「年をとること、加齢、老化、経年変化、時間効果、熟成」(『リーダーズ英和辞典』第2版より)などの意味があります。ただ歳を重ねるというだけでなく、老いという変化、老いて熟成するという意味合いが強いようです。

そこで、「アンチエイジング」の訳語を「抗老化」または「老化制御《せいぎょ》」とすれば、加齢にともなう生理機能低下を抑制するという意味になり、これなら実行可能となります。老化を止めたり逆行させることは無理でも、老化速度を遅らせることは十分可能なのです。

加齢と老化の関係をまとめると、加齢の間に老化が進行するということになります。

誰しも若い時には、年をとった自分の姿など想像もしないものですが、年齢を重ねて老いを自覚する年代になると、老いやその先の死についても意識が向くようになります。長く生きれば生きるほど、家族や知り合いの死を何度か経験するでしょうし、おのずと自分自身の老いや死についても、我が身のこととして思いめぐらせるようになるものです。

私たちは、どれほど不老長寿を夢見ようと、遅かれ早かれ生命には終わりがくることを知っています。であれば、老いをマイナスイメージではなく恩恵と捉えて、老いと上手に付き合いながら老後を充実させることができたら、それでこそ一生を幸せにまっとうしたといえるのではないでしょうか。

平均寿命とは、その年の０歳児の平均余命のこと

生命あるものはすべて、加齢とともに進む機能低下すなわち「老化」を経て、やがて「寿命」を迎えます。といっても、老化と寿命の関係を、原因と結果と捉えるのは早計です。老化が進むと、寿命が縮まる確率が高くなることは間違いないのですが、人は突発的な事故や病気、自殺などで寿命が尽きることだってあります。寿命は遺伝的に決定されているものですが、必ずしも老化の結果として寿命がくるとは限りません。むしろ、老化が直接の原因で死ぬ人、いわゆる老衰で死ぬ人は意外に少なくて、全体の五パーセント足らずといわれています。

寿命という言葉は、老化と混同して使われることも多いのですが、この二つの言葉は別の概念だということです。

寿命とは、生まれてから死ぬまでの期間、または死んだ時の年齢のことです。

さらにいえば、生活環境などの影響を受けて、生きて死亡するまでの各人の生存期間を「生体的寿命」と呼び、老衰などの生理的原因で天寿を全うした場合の生存期間を「生理的寿命」と呼びます。この生理的寿命は、「最大寿命」「限界寿命」と同じ意味です。

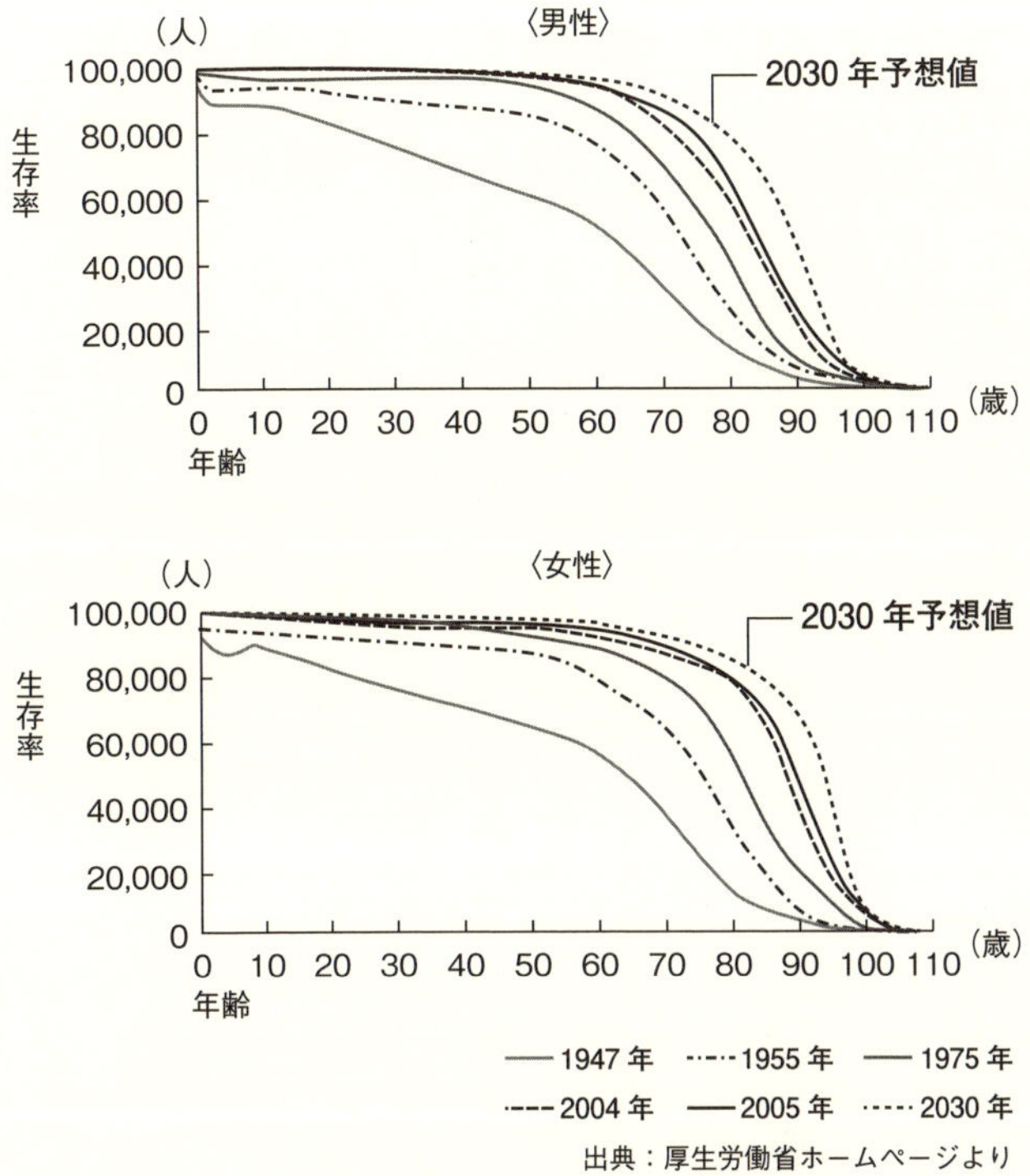

図　日本人の生存率曲線の年次推移

寿命といえば、「平均寿命」という言葉をよく耳にするのではないでしょうか。

平均寿命は、厚生労働省が年ごとに作成される「簡易生命表」から割り出して計算するものので毎年変わります。「簡易生命表」とは、その年の年齢別の推計人口と死亡率のデータをもとに、年齢ごとの死亡率を割り出し、予測生存率つまり平均的に何歳までに寿命を迎えるかを計算してまとめたものです。

平均寿命とは、発表された年に生まれた0歳の集団の平均生存年数を予測したものです。

別の言い方をすれば、平均寿命とはその年の0歳児の平均余命のことです。

新生児死亡率は、他の年代の死亡率よりは高い確率にあるので、平均寿命が各年代別の平
「自分は四五歳だから、今の平均寿命八〇歳まであと三五年は生きられる」という人がいますが、これはよくある勘違いです。平均寿命から年齢を引き算しても意味がありません。ちなみに、四五歳男性の場合の平均余命は、三五年よりも多くなっています。

厚生労働省の発表によれば、二〇一二（平成二四）年の日本人女性の平均寿命は八六・四一歳で、前年に首位を奪われていた香港を抜いて、世界一位の座に返り咲きました。日本人男性も過去最高の七九・九四歳となり、世界で五位となっています。いずれにしても、日本人は男女ともに長寿で、世界のトップクラスにいることは間違いないところです。

最大寿命——ヒトは何歳まで生きられるか

人間の最大寿命は一二〇歳という定説

「最大寿命」とは、同じ時期に生まれた個体の集団の中で、あらゆる病気や事故をのがれて最後まで生き残った一個の生物体が、生まれてから老衰で死亡するまでの時間のことです。

最大寿命を究極まで延ばすことは、不老不死という人類の夢を実現することでもあります。

いったい、人は最長で何歳くらいまで生きられるのでしょうか。

現在までに判明している最も長生きした人は、フランスのジャンヌ・ルイーズ・カルマン（一八七五－一九九七）という女性で、一二二年と一六四日生存したという記録があります。

カルマンさんは八五歳でフェンシングを始め、一〇〇歳まで自転車に乗っていたといわれています。ちなみに、現在存命中の世界最高齢者は日本人の大川ミサヲさんで、一八九八

（明治三二）年生まれの一一六歳（二〇一四年現在）です。

　もっとも、スコッチウィスキーのオールド・パーのモデルとして有名なトーマス・パーが一五二歳まで生きたとか、ロシアのコーカサス地方のシラリ・ムスリモフという人が一六〇歳以上で亡くなったという話が伝えられていますが、これらは出生の記録が不確かで信頼性にかけており、本当のところは分かりません。

　人の最大寿命については、およそ一二〇歳というのが定説です。そして、この最大寿命は人類が誕生して以来、ほとんど変わっていないともいわれています。

　三千年以上前のエジプトのファラオ・ラムセス二世は、その治世が六七年続いたという文書が残っていることから、九〇歳を超えて生きていたことが推測できます。紀元前のギリシャ時代には、アテネの弁論家イソクラテスが九八歳で寿命を迎えたことが記録に残っています。

　こうした信憑性の高い歴史上の記録からも、一〇〇歳近く生きた長寿者は存在したと思われますが、それでも一二〇歳以上に達したという記録は確認されていないのです。

生物種の最大寿命は種ごとに決まっている

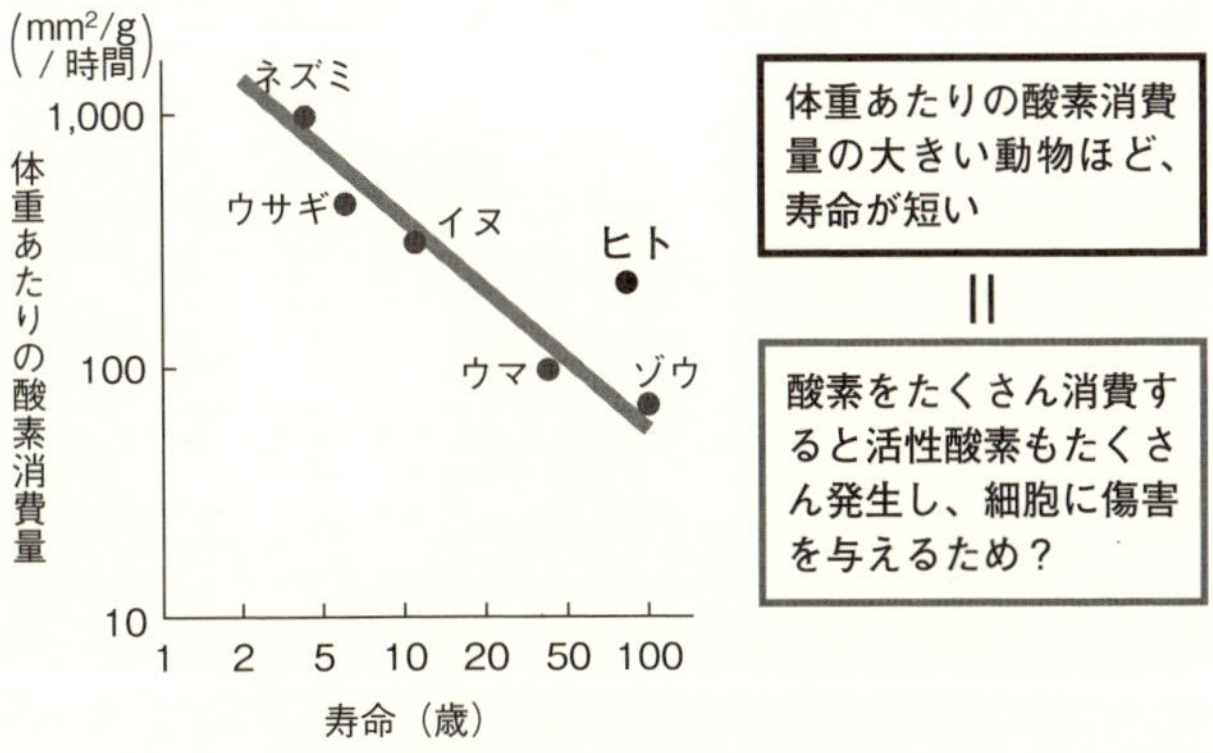

図　哺乳類の比代謝率と最長寿命

すべての動物の種は、その生物種特有の最大寿命があるといわれており、人間の場合は一〇〇～一二〇歳ということになります。

たとえば、ネズミは二～三年、イヌは一二～一五年、ウマは四〇～五〇年と推定されています。野生の動物の場合は、老年期にはいる前に外敵に襲われたり、怪我や病気になって死ぬことが多く、正確な寿命は測れないので、動物園の飼育記録をもとに寿命を推定しています。

霊長類の中では、オランウータン、チンパンジー、ゴリラなどの類人猿のほうが、広・狭鼻猿類、原猿類よりも寿命が長くなっており、人間に近い種ほど寿命が長くなっています。

また、からだの大きな動物の方が小さな動物より長命であることも分かっています。

小さな動物は大きな動物に比べて、基礎代謝の量が大きく代謝速度も速いので、体内に多量の活性酸素の発生が起こり、細胞の傷害を引き起こしやすくなるので寿命も短くなると考えられています。言いかえれば、代謝速度の速い動物、酸素消費量の多い動物ほど寿命が短いということでもあります。

最長寿命と性成熟年齢は比例関係にあります。性成熟までの期間、すなわち子どもを産めるようになるまでの時間が長いほど、長命ということです。野生の動物は生殖後に長く生きることはないので、人類だけが子どもを産んだ後も、長い老後の期間が与えられているのです。

ゴンペルツ曲線で見た老化の速度

日本人の平均寿命は、江戸時代は四〇歳くらい、戦後間もないころで五〇歳を少し超える程度でした。現在の平均寿命は八〇歳を超えているので、ここ五〇年ほどの平均寿命の延びは目覚ましいものがあります。

このように平均寿命は年々延びているのですが、最大寿命は延びていません。このこと自

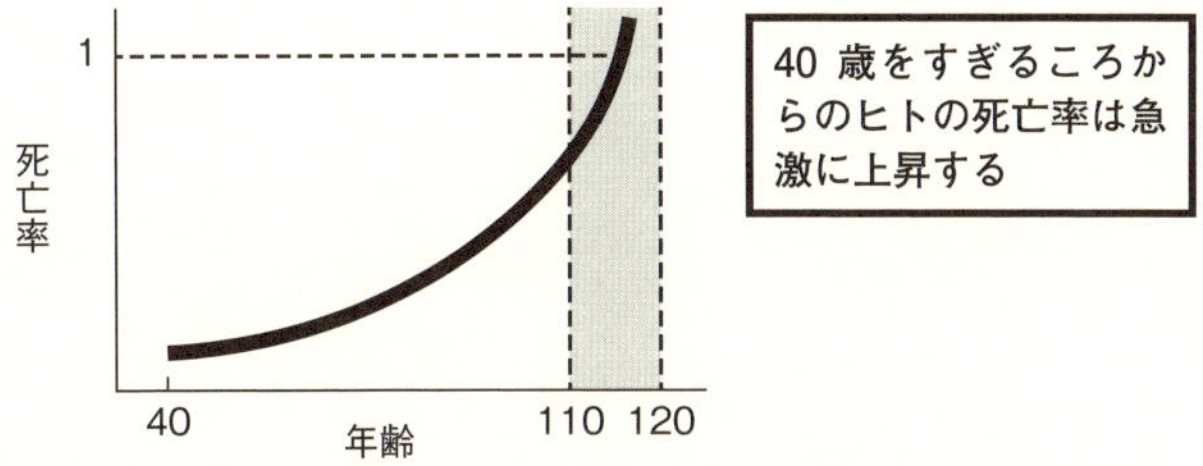

図　ゴンペルツの死亡率曲線

体が、人の寿命は遺伝的に決まっていて、長寿にも限度があるということの証しではないかと思われます。ただし、遺伝子操作や再生医療の研究が進んでいけば、最大寿命の限界を超える日がくるのは案外早いのかもしれません。

寿命と老化を考えるうえで興味深いのが、一九世紀にベンジャミン・ゴンペルツが考案した「人の年齢と死亡率」との関係を表す法則です。

人は老化の進行とともに死亡確率も高まり、六〇歳を超えると指数関数的に増大するというもので、横軸に年齢、縦軸に死亡率の対数を取ってグラフにすると、三〇歳から九〇歳までほぼ直線関係で示されます。これを「ゴンペルツ曲線」、数式を「ゴンペルツ関数」といいます。

これを見ると、死亡率はほぼ直線の傾きを示しますが、この傾きは同時に老化の速度を表しています。

そして、この傾きは種に特異的な老化の速さを示しており、平均寿命の短かった昔の人も現代人も、男女の寿命の違いもなく、老化速度はずっと変わっていないのです。

興味深いのは、この曲線をたどって九〇歳以上になると、老化速度が下がることです。このくらいまで長命な人には、健康で病気になりにくい特別の遺伝的背景があるのではないかとも考えられます。

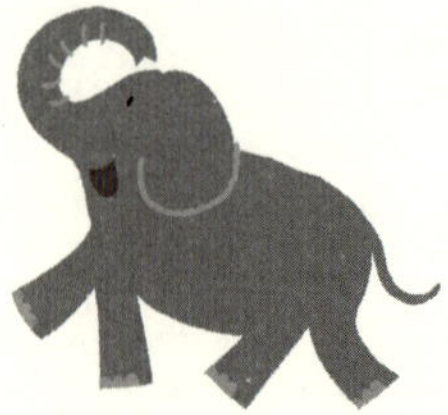

ゾウ
最大寿命＝70年（100年という説もある）

さまざまな老化学説――老化の原因究明で明らかになってきたこと

老化学説は学者の数だけある

老化の理由や仕組みを究明する老化学説にはさまざまなものがあり、一説によればその数は二〇〇から三〇〇はくだらないといわれています。これは、老化の原因と考えられているものが複雑で多岐にわたっており、一つに特定することの難しさを物語っています。

老化の理由、つまり老化はなぜ起こるのか、ということを説明する学説として代表的なのが、進化生物学者マイケル・R・ローズによる「老化の進化説」です。

ローズは、老化が起こる理由を進化の仕組みをもとに解明し、人間の老化を決定するのは、進化における自然選択の力であると考えました。

生殖と寿命の関係でいうと、両者は二律背反的な関係にあるので、生殖により負荷がかかると寿命が短くなると考えられます。であれば生殖を先延ばしにすれば、寿命が延びるのではと考えたローズは、それをショウジョウバエという小さなハエを使って実験しました。

年を取ってから産んだ卵だけを、次世代に育てるということを繰り返した結果、そのハエの家系は長寿になり、老化も遅れました。このハエは、旧約聖書に登場する九六九歳まで生きたメトセラという長寿者にちなんで「メトセラ」と名付けられました。

ヒトでも同じように考えると、若くして死んでしまうような病気の遺伝子をもつ子どもは子孫を残せないので、病気になりにくい遺伝子をもった人が増え、結果的に寿命が延びると考えられます。さらに、老化に関連して引き起こされる生活習慣病のような病気にもなりにくくなるので、相対的に老化の遅れる家系が選択されることになります。

一方、老化がどのようにして起きるのか、その仕組みを説明する有力な学説は、大きく二つに分類されます。

一つは、「不特定多数の傷や障害が年々蓄積されて老化が起こる」という説。これは一般に「エラー説」と呼ばれています。

もう一つは「遺伝的に老化がプログラムされている」とする「プログラム説」です。

前者の「傷や障害が年々蓄積されて老化が起こる」という説には、体内の要因を重視するか、環境要因を重視するかによって、さらにさまざまな説が展開されています。

主な老化学説は次の通りです。

●障害の蓄積により老化が起こるとする学説（エラー説）

〈個体の内因に主眼をおく説〉

「擦り切れ説」

「エラー破綻説」

「異常タンパク質蓄積説」

「突然変異説」

「タンパク質架橋結合説」

「DNA修復機能低下説」

「ミトコンドリア異常説」

「リボソームDNA説」

〈環境要因に主眼をおく説〉

「フリーラジカル説」

「生活速度（代謝速度）説」

「電離放射線説」

●遺伝的に老化がプログラムされているとする学説（プログラム説）

「プログラム説」
「細胞説」
「免疫説」
「神経内分泌説」
「システミックコントロール説」

代表的な老化学説

老化学説の中には、一部の生物や特定の細胞や組織・器官の老化を説明するだけのものや、老化の現象の一面だけを捉えて説明しているものもあります。また、個々の説は他の学説と重なり合う部分もあります。そのようなことから、老化の解明に際しては、複数の学説を重ねて説明されるのが妥当だと思われます。

これらのうち、注目度の高い老化学説をいくつか紹介します。

●擦り切れ説

ワイスマンによって提唱された学説。生物個体は日常的に感染や傷にさらされており、加齢とともに損傷が蓄積して細胞や組織の劣化を起こし、それが老化につながるとする説。

●エラー蓄積

メデベデフとオーゲルという二人の学者により提唱された学説。生体内で行われているタンパク質合成やDNA合成の際、突然変異などランダムなエラーが生じ、本来と違った配列となることがある。そうしたエラーが蓄積して老化が引き起こされるとする説。

●フリーラジカル説

ハーマンによって提唱された説。フリーラジカルは遊離基とも呼ばれ、不対電子をもつ原子や分子、あるいはイオンのことをいう。分子を構成する電子の一つが遊離して不安定な状態の分子構造をもつ。活性酸素とフリーラジカルは混同されることが多いが、活性酸素にはフリーラジカルとそうでないものがあり、スーパーオキシドアニオンラジカルやヒドロキシルラジカルはフリーラジカルである。不安定で、反応性に富み、タンパク質、核酸、不飽和脂肪などの生体構成成分の分子と反応して、細胞に破壊的な作用をもたらす。その損傷を酸化といい、酸化ストレスが老化につながるとする説。

●プログラム説

老化は遺伝子によってあらかじめプログラムされているという説。ヒトは発生、成長、成熟の過程で遺伝子プログラムが働いていると考えられている。同じように、後生殖期の老化の過程においても遺伝的にプログラムされているとする説。

●細胞説

体細胞には、染色体の末端から伸びているテロメアと呼ばれる核酸がある。テロメアは長いひも状をしていて、一回の細胞分裂の際に両端から短くなっていき、最初の分裂から五〇回ほど過ぎると、細胞分裂ができなくなる。この現象は発見者レオナルド・ヘイフリックの名前から「ヘイフリック限界」（分裂寿命）と呼ばれている。これが老化の原因となっていると考える説である。

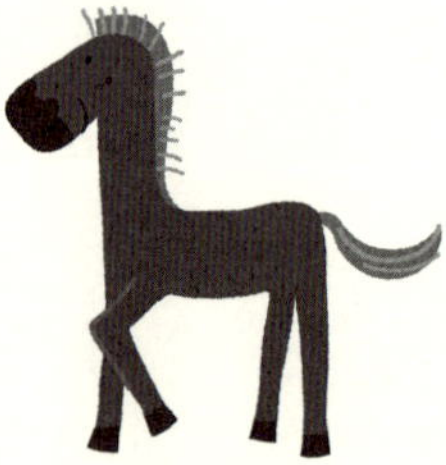

ウマ
最大寿命＝46年

暦年齢と生物学的年齢――老化度を測る尺度とは

「暦年齢」は、すべての人に平等な時間の積み重ね

私たちは、あの人は若く見えるとか、自分も年を取ったなというとき、その物差しはどこに置いているのでしょうか。そもそも人の老化度を客観的に測る尺度のようなものはあるのでしょうか。

まず、ヒトの老化度を測る基準の一つとして「年齢」が考えられます。

年齢は、生まれてから現在に至るまでの時間の積み重ねを表しています。これを「暦年齢」といいます。

老化は生殖期以降に始まりますが、年齢を重ねるほど老化も進みます。暦年齢の進み方はすべての人に平等です。

ところが、同じ年齢の人でも若く見える人もいれば、老化が進んでいるように見える人もいます。明らかに老化の進みぐあいは人によって違いますし、平等でもありません。

このような外見的な様子や生理機能による年齢は、暦年齢とは異なり、「生物学的年齢」といいます。

生物学的年齢で老化度を科学的に測る

生物学的年齢を測定するには、生理機能、運動機能、外見などの三項目が用いられ、それぞれに詳細な調査項目が設けられています。

これらの項目をそれぞれ測定し、すべてを合わせて統計計算をほどこし、生物学的年齢が導きだされます。生物学的年齢とは、老化の進行度を客観的な指標により測定して決める科学的な年齢のことです。

老化度を決定するときの具体的な方法とは、この生物学的年齢と暦年齢の差を取る方法と、生物学的年齢に対する暦年齢の割合（パーセンテージ）を示す方法があります。

たとえば、暦年齢が五〇歳の人が、生物学的年齢を測定して四五歳と出た場合、この人の老化度を、暦年齢と生物学的年齢の差から見るなら、「この人は五歳若い」ということになります。

生物学的年齢に対する暦年齢の割合だと九〇％《パーセント》となりますので、「この人は、暦年齢より一〇％《パーセント》若い」ということになります。

このように、生物学的年齢を項目に沿って細かく測定し、暦年齢と対比していくことで、老化度を数値化して確認することが可能になります。

しかし、人間の老化度を把握するのにそれだけで十分かというと、もうひとつ「精神的年齢」という要素が重要になってくるのではないでしょうか。

老いにとらわれず若々しくしているのも、年齢以上にふけてしまうのも、各個人の心のもち方が大きく関与していると思われます。その意味で、それぞれの精神年齢が、からだの見えない部分で老化に影響を与えているのかもしれません。

遺伝子からみた老化――「老化遺伝子」はあるのか

老化を目的とした遺伝子はあるのか

前項でもふれたように、老化の現象を説明する代表的な学説として「プログラム説」というのがあります。ヒトの誕生、成長、成熟が遺伝子によるプログラムで制御されているように、老化も遺伝子によってプログラムされているという考え方です。

老化や寿命が遺伝的にプログラムされていることは、たとえばテロメアの長さにより細胞分裂の上限が決められていることにも表れています。テロメアとは、染色体の末端部にある染色体を保護する構造体です（本書五〇頁）。また、免疫に関わり生体防御の役目をする胸腺《きょうせん》が生殖年齢に達する前に退縮すること、女性の閉経が一定の年齢で起こることなど、規則性が見られることからも遺伝的なプログラムの働きが認められます。

それでは、寿命と老化にどのような遺伝子が関与しているのでしょうか。「老化遺伝子」あるいは「長寿遺伝子」というものはあるのでしょうか。

ヒトの遺伝子の総数は推定二一、七八七個あるといわれています。一九九〇（平成二）年から始まったヒトゲノム計画は、二〇〇四（平成一六）年にヒトゲノム塩基配列の解読をほぼ完了させました。

ヒトゲノムとは、ヒトという生物個体をつくりあげるために必要な全遺伝情報のことで、一つひとつの細胞の核の中に、遺伝子の本体としてのＤＮＡ（デオキシリボ核酸）の塩基配列として収められています。生命活動を通してゲノムの中の必要な遺伝子が働き、加齢とともにその働きも衰えていきます。それが老化なのです。

その意味で、老化のためだけに存在する遺伝子といったものはないと考えられます。

早老病に老化の謎を解くカギがある

前述したように、老化を目的とした特定の遺伝子はないと考えられます。しかし、老化に深く関わっている遺伝子は存在します。ヒトの全遺伝子二一、七八七個のうち、約一パーセントが老化に関与しているといわれ、その数は二〇〇～三〇〇個になります。

その主なものは、生殖細胞や幹細胞でテロメアをつくるテロメラーゼ、細胞内で酸化防止の役割を果たすグルタチオンをつくる酵素、活性酸素を除去するスーパーオキシドディスムターゼという酵素などがあります。ヒトは加齢にともない、これらの遺伝子の働きが悪くなることで、結果的に老化が促進されます。

遺伝的早老病の一種に、ウェルナー症候群という病気があります。

この症状は、二〇歳ころから白髪や皮膚の硬化などによる老化が目立つようになり、三〇歳を過ぎると白内障や骨粗鬆症、四〇代で動脈硬化や腫瘍が多発し、平均寿命は四〇代半ばといわれています。

この病気の原因遺伝子であるWRN遺伝子は、老化に関わる遺伝子の一つともいわれています。WRN遺伝子からつくられるヘリカーゼという酵素は、DNA複製のときに二重鎖のDNAを解きほぐして一本の鎖にする働きをします。DNAを修復するときにも、傷ついたDNAを一本鎖にして除去するように働きます。遺伝子の発現、組み換えなどの際に、DNAが一本鎖で不安定になって切断したり、からんだりしないようにするのもヘリカーゼの役目です。

ヘリカーゼは染色体を安定的に維持する働きをしている酵素であり、生命の基本となる活動に深く関わっています。ヘリカーゼ遺伝子が変異するようなことがあれば、染色体異常が起こります。

このように、ウェルナー症の研究から、ＷＲＮヘリカーゼという酵素が欠損すると早老病を起こすことが分かりました。これは染色体の構造の安定化が老化の進行と関係していることを示しています。そして、この研究により、個体の老化が遺伝子によって制御されているという「プログラム説」を裏づける根拠ともなっています。

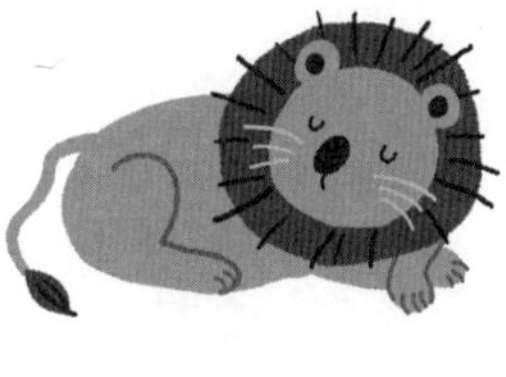

ライオン
最大寿命＝30年

分子レベルの老化——タンパク質が関わる老化

タンパク質と老化

生命現象を分子のレベルで解明することを目的にした研究分野を、「分子生物学」といいます。

なかでも、細胞や組織を構成し酵素（細胞内で合成され、体内で行われるほとんどの化学反応の触媒となる）の本体となるタンパク質や、遺伝情報を担う核酸（DNA／RNA）は、生体高分子（生物が合成する巨大な分子）として知られ、これらが老化とどのようなつながりがあるのか、研究が進んでいます。

タンパク質は、二〇種類あるL－アミノ酸が鎖状に連結（ペプチド結合）してできており、細胞やからだを構成する分子「構造タンパク質」、ホルモンなどの分子「調整タンパク質」、生体で起こる化学反応の触媒となる分子「酵素」などで成り立っています。

老化にともなって細胞機能が衰えると、生体内のタンパク質に変化が起こり、異常タンパク質と呼ばれる活性の低下した酵素や、熱で不安定になる酵素が、細胞や組織内に生成されるようになります。

顕著な例として、「架橋結合」という構造タンパク質の分子間にタンパク質をつなげる結合異常に生じて、コラーゲンの糖化（糖がタンパク質や脂質と結合する化学反応）が増加すると、ターンオーバーが低下し、皮膚や血管の弾力性や透明感の低下をもたらします。眼球のレンズ内に生じたクリスタリンの凝集物で、レンズが濁れて白内障になるなど、生体機能の衰えとともに、見た目にも老いの兆候が現れるようになります。

異常タンパク質の中には、アルツハイマー病患者の脳神経細胞内に蓄積するペアードヘリカルフィラメントと呼ばれるタンパク質の凝集物や、老人斑をつくるβ－アミロイドなどがあります。

いずれにしても、本来細胞にはエラーを修復し除去する能力を備えています。それでも、加齢によりエラーが蓄積していき、こうしたＤＮＡ修復能力を超えるダメージを受けると、細胞機能が衰え、寿命を縮めてしまいます。

DNAと老化との関わり

一九五三（昭和二八）年に分子生物学の革命といわれた発見がありました。ワトソンとクリックが発表した「DNAの二重らせんモデル」のことです。

二人は細胞の中の核酸（DNA）の分子構造を明らかにし、DNAの性質を通して遺伝現象の根本的な仕組みを解明しました。この功績で、二人は論文発表後わずか一〇年でノーベル賞を受賞しています。

人間の持つ六〇兆個ともいわれる細胞の中には、それぞれに核があり、その中にからだの設計図といわれるDNAが入っています。DNAは四六本に分かれていて、分裂するたびに複製されます。

DNAの構造を簡単にいうと、DNAは長い二本の鎖がつながった線状の状態で存在し、この二本鎖は対に合わさった塩基対（AとT、CとGのペアとなる）によってできています。新しいDNAができるときは、DNAは分かれて、それぞれの対合する塩基をもつDNAをつくるので、元のDNAと全く同じの二本鎖のDNAができあがります。それが遺伝の本質ともいえるDNA複製のメカニズムです。

今でこそ、だれもが耳にするDNAとか二重らせんモデルという言葉、この時の発見が、

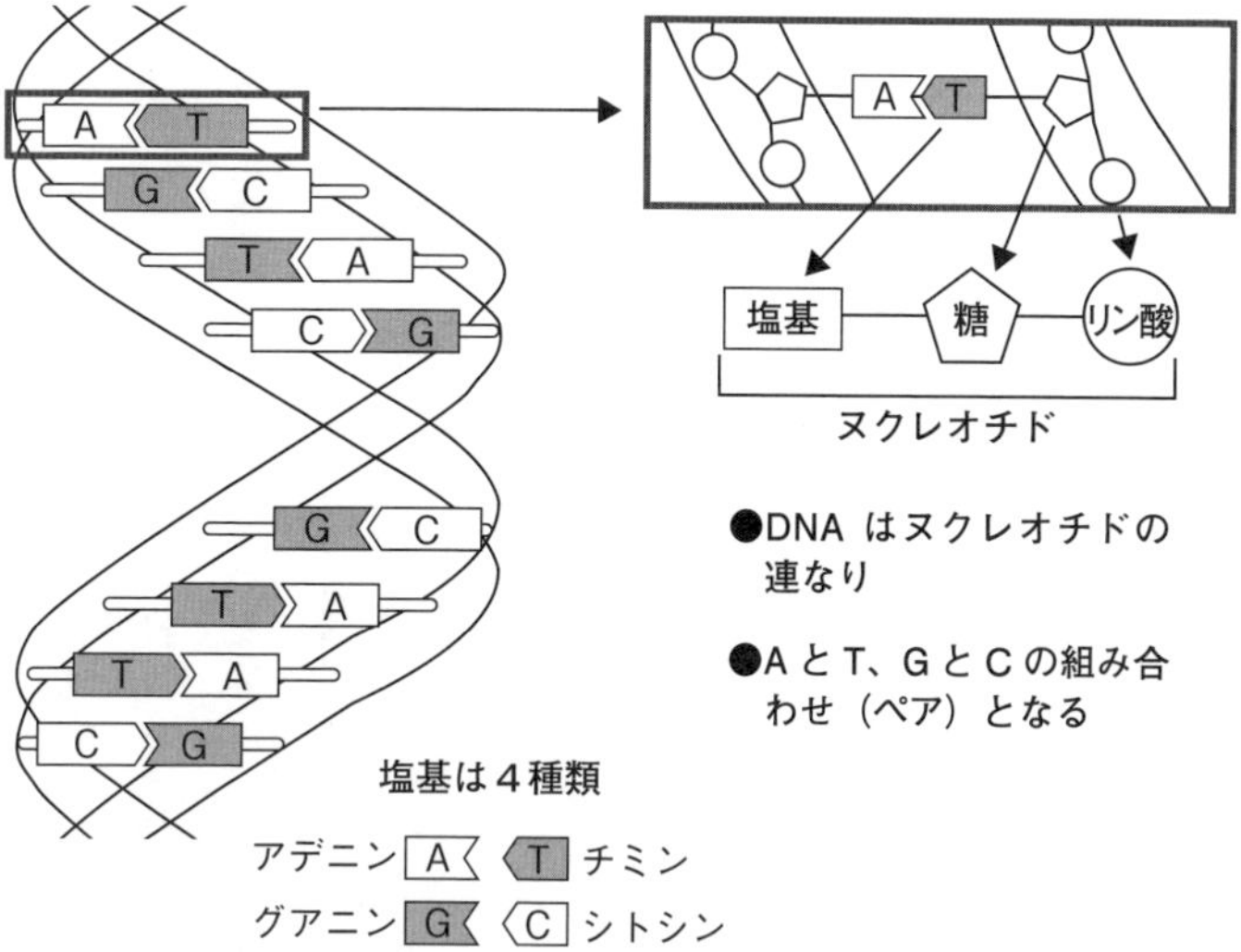

図　DNA の二重らせん

現在の遺伝子工学や遺伝子治療の発展の礎となっています。

その後の研究で、ＤＮＡの塩基の配列は適当に並んでいるのではなく、二〇種類のアミノ酸の順番を指示する暗号であったことが分かりました。つまり、ＤＮＡの上に、タンパク質をつくるための暗号が載っているのです。

ではＤＮＡは老化とどのような関わりがあるのでしょうか。

細胞老化の多くは、放射線やダイオキシンなどの環境汚染物質、紫外線、酸化ストレスなどの原因によるＤＮＡの損傷によって誘導されます。

ＤＮＡに塩基の欠損、置き換え、酸化などの変化が起こった場合、すなわちＤＮＡの塩基配列を狂わせるような変化が起こると遺伝情報を狂わせることになり、生体に重大な影響を及ぼすことになります。

加齢によるミトコンドリアＤＮＡ塩基対欠失もその一例です。

からだを構成するすべての細胞で、酸素呼吸によりミトコンドリアでアデノシン三リン酸（ＡＴＰ）というエネルギーを産出して生きていますが、その過程で消費された酸素の約〇・一パーセントが活性酸素となります。それがＤＮＡやタンパク質を徐々に傷つけ、エラーが蓄積していくのです。

また、加齢にともなう葉酸（ビタミンＢ９）の減少も、ＤＮＡの傷害の発生頻度を上げる要因になるといわれています。こうしたＤＮＡの損傷はすべて老化の一因となります。

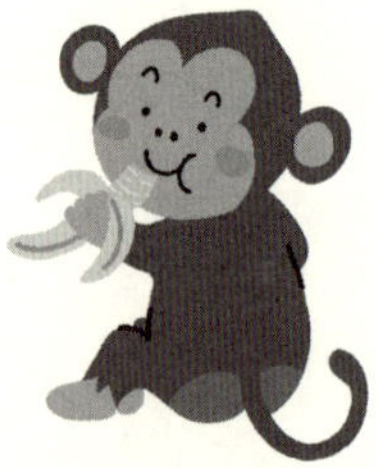

サル
最大寿命＝30年

細胞の老化——細胞の老化はがん化を抑制する防御反応か

細胞分裂の限界（ヘイフリック限界）

生物の個体は細胞を単位に構成されています。人間のからだは、最初はたった一つの卵細胞からはじまりますが、分裂を繰り返して成人では約六〇兆個もの細胞でできあがります。

「細胞の老化」とは、細胞が分裂を停止することで、その状態が元に戻らないように（不可逆的に）起こることです。

人間も含めて動物のからだを構成する細胞は、その由来する組織や生物の種類によって分裂の回数が決められています。ヒトの胎児から採取した線（繊）維芽細胞では、およそ五〇回の分裂が限界とされています。

このような細胞分裂の限界のことを「ヘイフリック限界」（分裂寿命）と呼びます。

また、限界まで分裂した細胞を老化細胞、細胞が限界まで分裂した状態を細胞老化といいます。老化細胞では、増殖が元に戻ることはないように不可逆的に抑制され、増殖を促す処置をしても再び増殖が始まることはありません。これは細胞が増殖し続けて、がん化することを抑制する防御反応であると考えられています。

寿命のカギを握るテロメアとテロメラーゼ酵素

細胞の分裂寿命を決定する上で、染色体末端にあるテロメアの存在が大きな役割を果たしていることが明らかになっています。

染色体の端を守る細長い構造のテロメアは、細胞の分裂ごとに長さが短くなっていきます。これが一種の寿命時計として機能しており、テロメアがある長さに達するまで分裂すると細胞が老化することが分かっています。このような寿命を規定するような働きをするテロメアは「生命の回数券」と呼ばれることがあります。

たとえば、テロメアが短くなると染色体が不安定になり、がん化の誘因となります。するとテロメアの長さを監視するメカニズムが働き、テロメアが一定以上短くなると一時的に細胞老化が始まるのです。

それでも復旧できなかった場合は、不可逆的な分裂寿命を迎えるか、アポトーシスつまりプログラムされた細胞死によって排除されます。そして、これらから逃れた細胞ががん化すると考えられています。

生物の細胞の分裂回数には限りがありますが、例外もあります。

卵巣や精巣という生殖細胞は、細胞分裂ごとテロメアが短くなるとやがて不妊になってしまうので、短くなったテロメアを元の長さに戻すテロメラーゼという酵素を細胞内に備えています。

無限に増殖する能力をもつがん細胞についても、テロメラーゼが活性を高めていると考えられます。このことから、がん細胞のテロメラーゼの働きを抑えることができれば、がん細胞の増殖を止めることができ、治療に応用できる可能性が広がるのではと考えられています。

また、酸化ストレスや放射線などのさまざまなストレスによっても細胞老化が誘導されることは、老化の起こる仕組みとして「エラー説」の説明でもふれたとおりです。これは、細胞が積極的に老化することにより、細胞の異常な増殖を抑制し、がんの発生を防ぐという生体の防御機構が働いていると考えられます。

細胞の老化と固体の老化は異なるのか

人間は、「細胞」と細胞・器官を含めた人間全体としての「個体」という二重の構造で成り立っています。

細胞の老化が個体の老化と直接的に関係しているかどうかについては、議論が続いており、まだはっきりとした結論はでていません。

からだには、神経や筋肉といった分裂をほとんどしない細胞でできている組織もあります。「細胞」の分裂回数には限界があるという〝ヘイフリック限界〟は、少なくともこれらの分裂しない組織の老化には関係しないと考えられます。

しかし、老化した個体の細胞において、テロメアが短くなることと老化による免疫システムの機能低下が関係している可能性はおおいにあると思われます。

老齢のサルやヒトにおいて、加齢によって細胞老化を起こした細胞が増加することが認められています。また、老年病の疾患部位に老化細胞が少なからず発見されることがあります。老年病の一つである動脈硬化症を生じた血管内皮細胞で、細胞老化が引き起こされている例もあります。

これらは、細胞老化と個体レベルでの老化（加齢変化）、あるいは細胞老化と老年病との相関性が見いだされる例といえるでしょう。

また、これまでに個体の老化の進行を調節する働きを持つ遺伝子が次々と見つかっていますが、その多くが細胞老化と関係していることも分かってきました。

細胞の老化にも新知見があった——SASPとは？

これまで、細胞老化は異常な細胞の増殖を抑制することで、がん化の危険性を阻止し、生体の恒常性を維持するという「がん抑制機構」として働いていると考えられてきました。同じ働きをする存在に、アポトーシス（細胞死）があります。ですが、細胞老化はアポトーシスと異なり、細胞老化をしてもすぐに死滅するわけではないので、加齢とともに体内に老化細胞が少しずつ蓄積していくことになります。

最近の研究により、老化細胞の中には、単に増殖を停止しているだけの細胞のほかに、種々の生理活性因子（炎症性サイトカイン、ケモカイン、細胞外マトリックス分解酵素、増殖因子）などの、炎症や発がんを促進する有害因子を分泌するものが多く存在していることが分かってきました。こうした現象はＳＡＳＰ（senescence-associated secretory phenotype）と呼ばれます。いわば細胞老化にともなう副作用的な存在ということになります。

つまり、細胞老化は短期的にはがん抑制機構として働くのですが、長期的にはがんを含むさまざまな加齢性疾患を発症させるリスク要因になっている可能性があるのです。

ＳＡＳＰにより分泌された因子が引き起こす影響は、組織レベルでも、器官レベルでも広範囲に及ぶことから、このＳＡＳＰという現象が、細胞老化と個体レベルでの老化や老年病発症の関連性を解き明かすカギになるかもしれないといわれています。

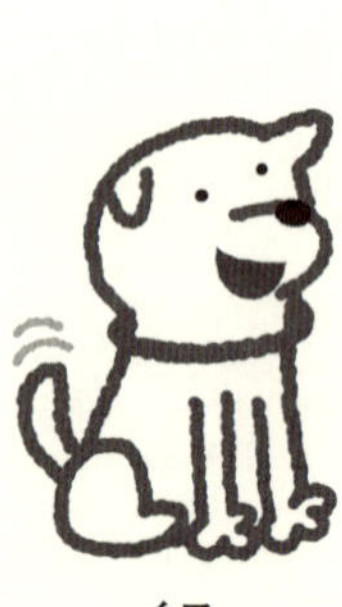

イヌ
最大寿命＝20年

影響と老化――酸素・カロリー制限・運動などの影響

活性酸素による酸化ストレス

人の寿命は、遺伝要因に深く左右されていますが、それ以外にも生活習慣や化学物質などの環境要因の影響も大きいといわれています。

老化に関わる環境要因のうち、外的な要因としてはディーゼルエンジンの排気ガスの増加や空気汚染により環境が悪化していることが挙げられます。

内的な要因として大きいのは活性酸素です。

活性酸素は、タバコ、大気汚染、紫外線、精神的ストレス、激しい運動、残留農薬など、さまざまなストレスが引き金となり発生します。フリーラジカルとも呼ばれ、体内の不飽和脂肪と結びついて過酸化脂質をつくり、それが細胞を傷つけるのです。

からだの中でエネルギー源を燃やすために使われた酸素は、最後は水素と結びついて水になりますが、その過程で活性酸素を生み出します。

呼吸によって消費する酸素の二パーセントが活性酸素になるといわれています。細菌やウィルスなどの外敵に対しては、免疫細胞やマクロファージなどの細胞が働き、その際に活性酸素を生じます。激しい運動で体温が上昇すると、活性酸素が発生します。また、がんや動脈硬化、糖尿病、リウマチ、脳卒中など多くの疾病の発症に、活性酸素が関わっているといわれています。

人間のからだには、こうした活性酸素を処理する機構として、抗酸化防御物質と抗酸化酵素を備えているのですが、処理能力を超えた量になると対応できなくなり、ダメージが徐々に蓄積していきます。

栄養と老化

老化に関わる重要な内的要因の一つに、栄養があります。

食生活が寿命と密接な関係があることは、多くの学者も指摘しています。

いまや食物の過剰摂取の問題は、先進国共通の課題となっています。食べ過ぎは活性酸素を発生させる原因ともなるし、肥満や高血圧などの生活習慣病にもつながります。そのため、食餌制限は老化予防の有効な方法であるといわれています。

実験でも、食餌制限をしたラットの寿命が、通常の食餌のグループより二五パーセントほど長生きしたとか、ラットの細胞死が遅れたという報告もあります。

昔からいわれる「腹八分目」は、やはりからだによいということでしょうか。

一方で、百寿者は、日ごろからバランスのよい食事をとり、質の高い生活（ＱＯＬ）を続けている場合が多いという現実もみのがせません。

高齢者にとって栄養状態が悪くなることは危険です。

たとえば、低栄養状態の高齢者には、アルブミンなどの動物性タンパク質が欠乏した人が多くみられますが、肉類や乳製品などの動物性タンパク質が不足すると免疫力の低下を招き、炎症などを起こしやすくなります。また、タンパク質、脂質、食物繊維、ビタミン、ミネラルなどの不足は、高血圧、骨粗鬆症、便秘などの原因となります。

むやみに食事量を減らすのではなく、摂取カロリーを適度に保ち、栄養バランスのよい食事をとり、食欲減退に気をつけることも、体の内部から健康を維持する上で大事な要素となるのではないでしょうか。

また、活性酸素を除去する栄養素としてビタミンＣやビタミンＥがありますが、これらを適量摂取することは、過酸化脂質を低下させ、発がん率を低下させるといわれています。

運動と老化

運動は老化を遅らせ、寿命を延ばすのにどのくらい役に立つのでしょうか。

残念ながら、運動の効果は全身に及ぶもので、運動が特定の臓器や組織の老化を遅らせて、寿命を延ばしたということを実証するのは難しいところがあります。

軽い運動が老化を予防するのに効果があることは一般に認められていますが、激しい運動をすることによって、活性酸素が過剰に生じるおそれもあります。

昆虫では、運動量が多いと寿命が短くなることが明らかになっています。イエバエの羽をとって運動量を少なくしたら、広い空間を飛んでいるハエより長生きしたという実験結果もあります。

やはり、老化予防の観点からいえば、激しい運動よりも適度な運動を長く続けることが、健康づくりにとって大事なことだといえるでしょう。

アメリカのハーバード大学の卒業生を対象に調査した研究によれば、適度にスポーツやレクリエーションをする人は、何もしない人に比べて死亡率が二七パーセント低くなったということで

運動中の脂肪燃焼に最も効果的な心拍数は、次のような計算式で求められます。

{(220－自分の年齢)－安静時心拍数}×運動強度(%)＋安静時心拍数

(運動強度の目安……以下の自分の条件に当てはまる数値を入れる)

全く運動をしていなかった人・体力のない人・高齢者………40%

中高年者・肥満者など………50～60%

普段から運動している人………60～70%

す。その際、運動は生涯を通して規則的に行うことが大切で、一時期だけの激しい運動は、健康にマイナスとなるとの指摘もあります。

運動習慣のある人は、運動しない人に比べて動脈硬化や心疾患になりにくく、長命であるという傾向は認められているところです。

では、どんな運動をどれくらいやればよいのかというと、運動の処方は、その人の身体条件や年齢、運動歴などを考慮して決めなければなりません。

老化を防ぐための中高年の運動として、テニス、卓球、バトミントン、ジョギングなどの激しい動きを伴う運動を始める場合は、血圧の上昇、心臓への負担、アキレス腱の断裂などに注意をはらう必要があります。まず、ウォーキングや速足などの基本トレーニングの準備期間を経てから本格的に始めるのが、無理がなく安心です。

適度な運動という意味では、短時間で瞬発力を出す無酸素運動よりは、ウォーキングや水中歩行のように、時間をかけて全身の筋肉を使う有酸素運動がふさわしいでしょう。血糖値や血清脂質、体重を減少させる効果が期待できます。

また、何から始めたらよいか分からない場合は、一日一万歩を目標に、「ウォーキング」はいかがでしょうか。いつでも、どこでもできて、ほとんど費用もかかりません。

消費カロリーにして三〇〇㌍程度。現代人はからだに取り入れるカロリーが、消費するカロリーより毎日三〇〇㌍ほど超過しているという調査もあるので、こうした運動で超過分を消化してしまえば、ダイエット効果も見込めそうです。

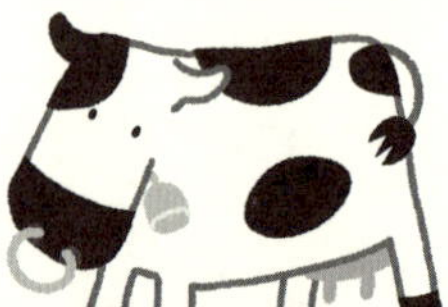

ウシ
最大寿命＝30年

脳の老化――認知症を知る

脳が老化するとどうなるか

脳は、一、四〇〇億個もの細胞からできています。その一割が神経細胞（ニューロン）であり、残りの九割がグリア細胞というニューロンをサポートする細胞です。ニューロンは、樹状突起のシナプスにより、お互いにつながってネットワークをつくっています。

脳は感情や思考、記憶、判断などの精神活動を担うだけでなく、からだ全体のホルモンや神経、臓器などの働きを司令塔としてコントロールしています。

からだの内外からの情報は脳のニューロンに集められ、樹状突起のシナプスで結びついたネットワークで考え、判断し、行動をつかさどるニューロンに伝えられ、そこから筋肉に指令がいき、関節などを動かして行動します。

脳は一部のニューロンの部位を除き、分裂・増殖のできない細胞です。神経細胞は一日に一〇万個ずつ死滅するといわれています。

そのため、だれでも加齢とともにニューロンの数が減っていき、ニューロン間のネットワークの密度もまばらになっていきます。一説によれば、若い人の脳に比べ、高齢者の脳は一〇〇グラムほど軽いともいわれています。

そう聞いて、最近もの忘れが激しいとか、人の名前や読んだ本の内容を思い出せないという人は少なくないと思いますが、このままで大丈夫なのかとちょっと心配になってくるのではないでしょうか。

たしかにこれまでは、脳の老化とは、主に脳の神経細胞が減っていくことだと考えられていました。

しかし、病的な老化の場合は別として、正常な脳では神経細胞の減少はあまり見られないことが分かってきたのです。

もともと神経細胞の数には余裕がたっぷりあること、活発に使われている神経細胞は死滅しにくく、使われていない細胞から死滅していくので、それほど心配しなくても大丈夫のようです。

また、脳は一つの神経細胞の機能に対し予備的な仕組みを備えているので、細胞の減少があったとしても、そのことで機能低下は起こりにくいといわれています。

では脳の機能が低下するとは、どういうことでしょうか。

それは、ニューロンの数やニューロン間のネットワークをつなぐシナプスの数が減少することです。

脳はニューロン間で情報を伝達しているので、その部分の機能を担うシナプスが減少すると、脳の機能が損なわれ、老化につながるのです。

また、頭を使わないと、シナプスに情報という刺激が入ってこないのでシナプスは退縮してしまいます。逆に、話したり食べることなど日常的に使うシナプスは、年齢を重ねるにしたがい強化され、増やすことができるといわれています。

認知症を正しく理解する

だれしも、年を取ればもの忘れをすることが増えます。記憶障害は認知症の代表的な症状ですが、その場合の記憶障害は、単なるもの忘れのレベルではありません。

たとえば、昼食に何を食べたか思い出せないという場合、メニューの細かい部分が思い出

1	お歳はいくつですか？　（2年までの誤差は正解）		0　1
2	今日は何年の何月何日ですか？　何曜日ですか？ （年月日，曜日が正解でそれぞれ1点ずつ）	年 月 日 曜日	0　1 0　1 0　1 0　1
3	私たちがいまいるところはどこですか？ （自発的にでれば2点，5秒おいて家ですか？　病院ですか？　施設ですか？のなかから正しい選択をすれば1点）		0　1　2
4	これから言う3つの言葉を言ってみてください．あとでまた聞きますのでよく覚えておいてください． （以下の系列のいずれか1つで，採用した系列に○印をつけておく） 1 a) 桜　b) 猫　c) 電車　　2 a) 梅　b) 犬　c) 自動車		0　1 0　1 0　1
5	100から7を順番に引いてください．（100－7は？，それからまた7を引くと？　と質問する．最初の答えが不正解の場合，打ち切る）	(93) (86)	0　1 0　1
6	私がこれから言う数字を逆から言ってください．(6-8-2，3-5-2-9を逆に言ってもらう，3桁逆唱に失敗したら，打ち切る）	2-8-6 9-2-5-3	0　1 0　1
7	先ほど覚えてもらった言葉をもう一度言ってみてください． （自発的に回答があれば各2点，もし回答がない場合以下のヒントを与え正解であれば1点）　a) 植物　b) 動物　c) 乗り物		a　0　1　2 b　0　1　2 c　0　1　2
8	これから5つの品物を見せます　それを隠しますのでなにがあったか言ってください． （時計，鍵，タバコ，ペン，硬貨など必ず相互に無関係なもの）		0　1　2 3　4　5
9	知っている野菜の名前をできるだけ多く言ってください．（答えた野菜の名前を右欄に記入する．途中で詰まり，約10秒間待ってもでない場合にはそこで打ち切る）　0 ～ 5＝0点，6＝1点，7＝2点，8＝3点，9＝4点，10＝5点		0　1　2 3　4　5
		合計得点	

図　改訂長谷川式知能評価スケールの表

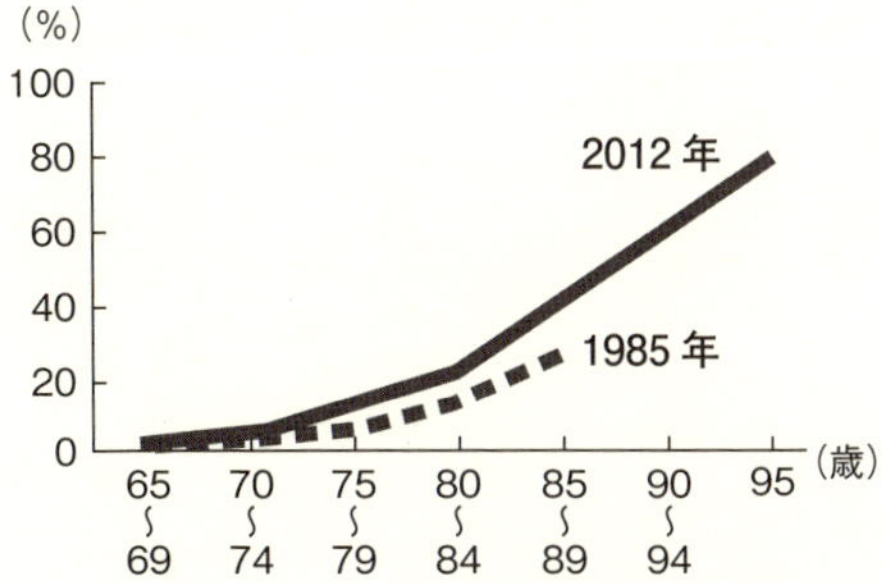

厚生労働省研究班（代表者・朝田隆筑波大教授）の調査

図　認知症を有する高齢者人口の推移

せないというのは正常な範囲ですが、食べたこと自体を忘れてしまったら認知症の疑いがあります。

ただのもの忘れと認知症の違いは、専門家でないと正確には分からないかもしれません。

そこで、簡易的な認知症のテストを紹介していますので、試してみてください。これは認知症の人をスクリーニングする長谷川式知能評価スケールの改訂版で、三〇点満点で二〇点以下だと軽い認知症の可能性も考えられます。

日本の認知症患者の数は、二〇一〇（平成二二）年で二〇〇万人程度といわれていましたが、専門家の意見では、すでに六五歳以上の人口の一〇パーセント（二四二万人程度）が認知症患者に達しているといわれています。今後高齢者人口の急増とともに、認知症患者数は、二〇二〇年には三二五万人にまで増加することが予想されています。

認知症も早期に発見して、治療を始めることが、その後の進行に大きく影響するといわれています。まずは、自分と家族のために、認知症のことを正しく理解していくことからはじめなければなりません。

認知症の種類

認知症の種類には、次のようなものがあります。

●アルツハイマー病

アミロイドβと呼ばれる細胞に毒性を示すタンパク質が大脳皮質に沈着し、老人斑が蓄積して発症する認知症です。病態として、短期記憶障害をはじめとする認知機能障害があり、それにより日常生活や社会生活に支障をきたします。ゆるやかに進行し、たとえば片まひや歩行障害などの局所神経症候を伴わないことが基本的特徴です。発症原因は分かっていませんが、治療薬として、いくつか期待されているものがあります。それらはすべて、脳血流の改善を期待したものです。

●ピック病など前頭側頭型認知症

若年性で初期から性格変化をきたす認知症は、かつてピック病と呼ばれていましたが、現在はＦＴＤと呼ばれています。記憶障害よりも、万引きなどの反社会的行動をするなど、性格・行動面の変化が目立つ認知症です。また広義の概念として前頭側頭葉変性症があり、意味性認知症や進行性非流暢性失語、特発性進行性失語、進行性核上性麻痺なども含まれます。

●レビー小体型認知症

アルツハイマー病とパーキンソン病の特徴をあわせもち、パーキンソン病で見られるレビー小体が脳内に認められます。幻視や寝ぼけ症状、認知機能の急激な変動などが起こるのが特徴です。パーキンソン病は、その約四〇パーセントに認知症が合併していたとの報告もあり、高い確率で認知症を合併します。パーキンソン病患者を八年間追跡調査した研究では、約八割が認知症を発症したといいます。

●正常圧水頭症

従来、代表的な可逆性認知症とされてきましたが、今では脳外科的なシャント術の有効性が認められています。

認知症に対する治療とケアは重要な問題となっています。

現状では、認知症を根治できる決定的な薬物療法というものは存在しないので、非薬物療法で薬物療法を補いながら、治療効果を高めていく必要があります。

多くの家族にとって在宅介護をつらいものにしているのは、患者のもの忘れなど認知機能の障害よりも、暴言・暴力、徘徊、同じ言葉や要求を繰り返す、尿・便失禁、妄想などの症状が長期にわたり続くことです。このような問題行動に対しては、過去には一般的な対応として、抗精神薬、身体拘束、無視などの措置がとられることがありましたが、患者の尊厳ある生活を保つために、好ましい対応ではありませんでした。

どうしても薬物に頼らざるをえない場合もありますが、非薬物療法で改善できるものもあります。

非薬物療法とは、回想法、音楽療法、作業療法（家事・家庭内役割作業など）、理学療法（筋力強化など）、社会心理療法、散歩、レクレーション療法、園芸療法など、さまざまな内容のものがあります。

介護保険など社会的支援制度の概要を知り、デイケアなど各種の非薬物治療を利用していくことも、認知症高齢者の問題行動への対処法として、有効であるといわれています。

そして、日々の介護で心身ともに疲れきっている、介護者のケアも忘れてはならない問題です。

老化にともなう病気――生活習慣病の予防

生活習慣病を予防すれば寿命が延びる

老化は性成熟期以降、およそ二〇歳前後から始まるとされています。中高年期から増加する病気に生活習慣病があります。

かつては成人病とか老年病と呼ばれていましたが、さまざまな生活習慣が関連しているので、一九九六（平成八）年に公衆衛生審議会で「生活習慣病」という呼称が使われるようになりました。

生活習慣というのは、食習慣、運動習慣、休養、喫煙、飲酒などのことですが、生活習慣病という言葉を使いはじめた背景には、日々の生活の中で健康増進を図り、発病そのものを未然に防ごうという考えが反映されています。

加齢に伴う老人病としては、高血圧、高脂血症、糖尿病、痛風、骨粗鬆症があります。

これらの病気は、生活習慣や慢性疾患が発症に深く関係しています。

たとえば、過食と運動不足は糖尿病、食塩の過剰摂取やストレスは高血圧症、動物性脂肪の過剰摂取は高脂質症の原因となることが明らかになっています。

日本人の三大死因となっているがん、脳血管疾患、心臓病なども、生活習慣に起因する疾病といわれています。

メタボリックシンドローム対策は健康への早道

肥満は、ほとんどの生活習慣病の発症と因果関係があることが知られています。

肥満に関連して起きる症候群を、メタボリックシンドロームといい、生活習慣病の代表格でもあります。

肥満で問題なのは、皮下脂肪ではなく、内臓や腹腔の細胞内に蓄積された内臓脂肪。この内臓脂肪が、動脈硬化や糖尿病、関節軟骨の老化の促進による変形性関節症など、多くの病気を引き起こす元凶となっています。予防法としては、適切な食事、運動、休養に注意して生活することが必要です。

適正体重の求め方

適正体重（kg）＝身長²（m）×22

＝身長（m）×身長（m）×22

例：身長170ｃｍの人の適正体重

1.7×1.7×22＝約＋63.6kg……適正体重

BMI 指数の求め方

BMI ＝体重（kg）÷〔身長（m）×身長（m）〕

例：体重50kg、身長160㎝の人の BMI は

50÷（1.6×1.6）＝約19.5……BMI

健康な暮らしの維持のために、普段から適正な体重を維持することも大切です。

日本肥満学会では、体重の許容範囲として「ＢＭＩ指数」（Body Mass Index）という概念を提唱しています。ＢＭＩ指数は、体重（kg）／身長で求められ、ＢＭＩが18・5から25の間を普通体重としています。病気で減量を必要とする人であれば、ＢＭＩを22に近づけるように努めるとよいでしょう。

老化の制御――長寿大国にふさわしい予防医学の研究と実践

アンチエイジングは最先端の老化予防の医学

日本は世界に誇る長寿大国です。平均寿命が年々延びて、長寿の人が増えていることは喜ばしいことです。その反面、介護を必要とする高齢者も増加しており、大きな社会問題となっていることも見過ごせません。だれもが長寿を望みながら、老いることによる身体の衰えや認知症のリスクは避けたいと願っています。できうるかぎり若さを保って元気で年齢を重ねたいというのは、だれしも抱く正直な思いではないでしょうか。

このような思いに科学的な手法で応えるのが、アンチエイジングという言葉でおなじみの抗老化医学（抗加齢医学ともいう）です。アンチエイジングは、老化を防ぐために行う医学的アプローチの総称であり、積極的予防医学の一種ということができるでしょう。

東京都健康長寿医療センター研究所では、生活の質の向上（QOL）をめざす上でも、重要なテーマの一つとして、老化の原因究明とともに、老化制御の研究を進めています。

抗老化医学で扱う対象は、老化に関わるすべての研究・臨床分野を含むので、広範かつ多岐にわたっています。

たとえば、老化のメカニズムを探り、加齢に伴う疾患や健康障害に対抗するための基礎的研究や、骨粗鬆症、動脈硬化、認知症をはじめとする老年病一般の臨床、疾病予防・早期治療を目的とする各種検査、食事や運動などの生活指導が行われています。

具体的にアンチエイジングを扱う窓口となるのは、内科・外科はもとより、美容外科・形成外科、産婦人科、整形外科・皮膚科、耳鼻咽喉科、歯科・口腔科、泌尿器科、精神神経科などで横断的に実践されています。また、代替補完医学、補助栄養学、運動生理学、東洋医学などの領域とも連携しています。

アンチエイジングへの医学的アプローチ

老化の原因は、フリーラジカルによる酸化やホルモンバランスの低下、遺伝子の損傷による細胞の変化、細胞機能の低下などが考えられます。

これらに対処するための治療法の究明が進められており、「カロリー制限」や「酸化ストレス」の研究が代表的です。

アンチエイジングの取り組みとして、病院などで実際に行われている治療法をいくつか紹介しましょう。

活性酸素への取り組みとして、活性酸素を増やすような生活習慣（ストレス・喫煙・飲酒・紫外線・環境有害物質の影響）の改善を指導し、抗酸化剤の補充を行います。

抗酸化剤の代表的なものは、ビタミンC、ビタミンE、コエンザイムQ10、カロテノイドなどです。また、ホルモンは生体のホメオスタシスを維持し調整する働きをしており、ホルモン分泌の変化は老化に影響を及ぼします。閉経後の女性に女性ホルモンのエストロゲンを投与すると、更年期障害の改善や骨粗鬆症、高脂血症の予防になります。

不眠症の改善薬として知られるメラトニンも、抗酸化作用やコレステロール値を下げたり、活性酸素の除去などの効果があるといわれています。

ほかにも、男性更年期障害の原因といわれるテストステロンや、骨密度の改善に効果があるDHEA、老化に伴って低下する成長ホルモンなど、これらのホルモンを使用したホルモン補充療法があります。解明すべき副作用の問題もありますが、これらは抗老化のための介入方法として効果が期待されています。

健康寿命と生活習慣――老化は止められないが遅らせることはできる

カロリー制限は老化予防の特効薬

健康のまま老いること、すなわち「健康寿命」を延ばすことこそ、だれもが望んでいることではないでしょうか。

できるだけ長く健康でいるためには、加齢とともにリスクが高まる生活習慣病を予防することが大事です。そして、生活習慣病を予防するためにかかせないのは、正しい食生活ではないでしょうか。

食生活はがん発生原因の三〇%《パーセント》に関わっているという報告もあるほどです。

特に食事のカロリーを制限することは、寿命を延ばすうえで効果的だといわれています。

アメリカ国立老化研究所では、一九八七年からアカゲザルを用いたカロリー制限の研究を行っています。アカゲザルの寿命は四〇年くらいだといわれているので、死ぬまで追跡調査をするのは時間がかかりますが、次のようなことが確認されています。

自由に餌を摂取したサルは過食して肥満、がん、心筋梗塞、糖尿病などの成人病発症の危険因子であるストレスホルモンの分泌が高まります。それに比べて、三〇パーセントカロリーを減らしたサルは、成人病の発症が抑えられることが分かったのです。

摂取カロリーの制限は、エネルギー代謝を低下させ、活性酸素やフリーラジカルの発生を抑えます。その結果、老化のスピードが抑制されるのです。そのことからも、活性酸素やフリーラジカルを抑制することが、老化防止のために非常に重要だということになります。

ただし、カロリー制限といっても、無理なダイエットをするということではなく、「腹八分目」を守って、バランスのよい食事を取ることが、シンプルですが効果的な老化予防法になります。

酸化を防ぐ抗酸化酵素と抗酸化物質

人間のからだには、進化の過程で活性酸素を処理する仕組みを獲得しています。抗酸化酵素と抗酸化物質のことです。

抗酸化酵素の代表的なものは、スーパーオキシドジスムターゼ（SOD）、カタラーゼ（CAT）、グルタチオンペルオキシターゼ（GSH－PX）などです。

これらの酵素はフリーラジカルと結びつき、最終的に無害な水に変換します。とりわけSODは、生体内でいちばん発生しやすい活性酸素のスーパーオキシドアニオンラジカルを消してしまう酵素です。

寿命の長い動物ほど、このSODの高度な防御機能を備えているといわれています。

健康な状態であれば、活性酸素の攻撃を受けて少々細胞が損傷しても、その部分は分解酵素の働きで除去されるので、酸化ダメージが急速に蓄積されることはありません。

しかし、加齢とともに、活性酸素の量が増え、SODの生成能力も低下するので、タンパク質や脂質、DNAへの酸化ダメージが修復されないまま蓄積してしまうのです。これが老化を引き起こすと考えられています。

酸化を抑止する上で、抗酸化酵素だけでなく抗酸化物質も大きな役割を果たしています。たとえば、ビタミンC、ビタミンE、ビタミンA、βカロチンなどは抗酸化物質の代表的な栄養素ですが、これらを含む野菜や果物、植物油などを取ることがなにより大切です。

なかでも抗酸化力の高い野菜として、ニンニクを挙げることができます。胡麻も強い抗酸化力をもち、動脈硬化や高血圧の予防に役立っています。

このほか、緑茶や紅茶に含まれているポリフェノールは抗酸化能力が認められているほかに、ビタミンCやビタミンE、βカロチンも含まれています。

これら抗酸化物質は、体外から手軽に取り入れることができるので、家庭でもできる効果的な老化予防法になります。

2章

老後の生活設計

——長寿社会を快適に生きる

向老期の心理——老いの自覚

スピードにも「超」がつく日本の超高齢社会

二〇一二（平成二四）年、わが国の六五歳以上の高齢者人口は、約三、〇七九万人となっています。これは、総人口の二四・一パーセントとなり、日本人のおよそ四人に一人が高齢者だということになります。

総人口の中で六五歳以上の高齢者の割合が全人口の七パーセントを超えると、「高齢化社会」といい、その倍の一四パーセントを超えると「高齢社会」、三倍の二一パーセントを超えると「超高齢社会」といいます。ちなみに、この「高齢化社会」という用語は、一九五六（昭和三一）年の国連の報告書に由来するといわれ、これが現在の「高齢化社会」の定義として定着したということです。

日本が高齢化社会になったのは一九七〇（昭和四五）年のこと。その二四年後の一九九四（平成六）年に高齢社会となりました。さらに、現在は高齢化率が二四・一パーセントとなっており、日本はすでに超高齢社会に入っているのです。

しかも、日本の高齢化のスピードは驚異的です。高齢化社会から高齢社会へわずかに二四年間で移行しており、たとえばドイツの四二年に比べても、二倍近い速さなのです。

人口の四分の一を占める高齢者は、いまや少数派ではなくなりました。

それにともない、少しずつですが、高齢者に対する社会の見方も変化しているようです。

かつてない長寿社会に生きている私たちですが、高齢者とはどういう存在なのでしょうか。

そして私たち自身、老いとどのように向かい合えばよいのでしょうか。

偏見がいっぱいだった「老人神話」

これまで、社会には高齢者に対するマイナスイメージとしての「老人神話」がまん延していたといいます。

たとえば、「老化しているかどうかは年齢で決まる」「高齢者のほとんどは健康を害している」「高齢者は非生産的である」「高齢者の頭脳は若者のように明敏ではない」「高齢者は恋愛や性に無縁である」「高齢者はみな頑固で、新しいことをはじめるのは不可能だ」などとのかたよった老人像です。

これらは、老化による心身の低下の一面をことさら強調しているもので、思い込みにほかなりません。厚生白書（平成九年版）では、社会にはびこっていたエイジズムという年齢差別意識を批判しています。老人はみな弱々しく役に立たない存在であるかのような画一的な固定観念では、多様性に富む高齢者像を捉えることは難しいのではないでしょうか。

いまや、外から見ただけでは実年齢の分からない若々しく健康な中高年者があふれています。頭脳・技能ともに若者の上をいく高齢者は大勢いますし、恋愛や婚活にも積極的だという調査もあります。「いい年をしてそんなことはできない」とか「もう年だから……」「年甲斐もなく……」、などといった年齢による制約の意識も薄れてきており、さまざまな場面で自由な選択を楽しむ高齢者が増えてきたようです。

地域活動、ＮＰＯ活動、趣味の活動などを通して、元気に過ごす高齢者の姿を街のそこここで見かけますし、家族や周囲にいる身近な高齢者の姿を通して、これまでお年寄りに抱いていたイメージから随分さま変わりしていることに気づかされます。

二〇一二（平成二四）年の「高齢社会対策大綱」（内閣府）でも、働き方や社会参加、地域におけるコミュニティや生活環境の在り方、高齢期に向けた備え等を「人生六五年時代」を前提とした捉え方から、「人生九〇年時代」を前提とした仕組みに転換させる必要があるとしています。また意欲と能力のある高齢者に社会の担い手になってもらい、同時に支えが必要となった時には周囲の支えにより自立し、人間らしく尊厳のある超高齢社会を実現していく必要を説いています。

誰しも、年長者に対して画一的な思い込みで「年寄り扱い」してしまい、はからずも相手に老いを自覚させてしまうような場面があったのではないでしょうか。

豊かな高齢社会を形成するために、高齢者自身はもとより、これから老いを迎える人も自分の問題として、高齢者に対する新しい価値観を模索する時期にきているようです。

老性自覚するのはいつからか

自分を老人だと認めることを「老性自覚」、あるいは「老人意識」といいます。

では、人はどのくらいの年齢から老いというものを自覚するのでしょうか。

たいていの人が、かなり若いころから、老化の徴候は自覚するのですが、自分を老人だとは認めたがらないという傾向があります。少なくとも、自分の年齢で老人とは認めないという人が多い、という調査結果もあります。

人は、何歳からを高齢者だと思うのか、平成一八年版「高齢者白書」（内閣府）の調査データ（平成一六年度）によれば、六〇歳以上を調査対象とした場合、約四七パーセントの人が七〇歳以上を高齢者と考えており、次に約二〇パーセントの人が七五歳からだと答えています。調査対象を二〇歳以上としても、ほぼ半数の人が七〇歳以上を高齢者と考えているようです。

高齢者の年齢の定義については、専門家の間でも論議があります。公的年金の受給開始年齢が六五歳ですし、国民生活基礎調査における「高齢世帯」の定義や、ＷＨＯの高齢者の定義が六五歳です。一方、道路交通法や所得税法、医療費の自己負担が三割から一割になる年齢などが、七〇歳を採用しています。

最近では、身体能力の高い高齢者が増えていることもあり、長寿社会において元気な高齢者が社会に貢献できるように、高齢者の定義を七五歳以上に変えるべきだという提言も出ています。

また、どのような時期になったら高齢者になると思うかという質問では、「身体の自由がきかないと感じるようになった時期」と答えた人がいちばん多くなっており、「年金を受給するようになった時期」が後に続いています。

老性自覚は、通常、さまざまな衰えなどによる身体的徴候や、定年や配偶者との死別など自分の身の上に起こる変化がきっかけとなってはじまります。

加えて、老性自覚は人間関係の要素が大きいといわれています。自分ではなく、周囲の言葉や態度で老人扱いされたとき、人は老いを自覚してしまうことが多いのです。

老化防止の生活習慣――心とからだの老化を防ぐ

サクセスフル・エイジングのすすめ

最近よく耳にするようになった「サクセスフル・エイジング」という言葉。「幸福な老い」と訳されることがあります。少し抽象的で分かりずらいかもしれませんが、その意味するところは、加齢を受け入れつつ、健康を保ち、幸せとともに天寿を全うするということにほかなりません。

元東京都老人総合研究所副所長で、現在は桜美林大学大学院老年学教授の柴田博氏は、サクセスフル・エイジングの指標を「主観的幸福感」と考え、次の三つを必要条件として挙げています。

①長寿であること
②生活の質（ＱＯＬ）が高い
③社会貢献（Productivity）が大きい
長寿であるためには、病気の予防も重要です。ＱＯＬを高めるためには、自分の人生に満足しているかどうか、人間関係でサポートがあるかどうか、福祉機器やバリアフリーなどの物的環境が整っているかも関係します。社会貢献（Productivity）については、最近高齢者自身がボランティア活動に参加する機会が増えており、高齢者が社会を支える側になったことが背景にあります。

サクセスフル・エイジングとは、成功裡に老いるという意味合いがあり、それは生活の質、つまり生活の仕方に大きく左右されるものです。

「加齢にともなうさまざまな変化に直面し、変化した状況にうまく適応している場合には、円熟効果が増し、満足感や達成感などのポジティブな感情が感じられるようになる」と、柴田教授は述べています。

主体的に老化予防に取り組み、健康に老いることがサクセスフル・エイジングの基本です。それこそがまさに「幸福な老い」という言葉が実感できるということではないでしょうか。

「百寿者」に学ぶ生活習慣

一〇〇歳以上の高齢者である百寿者のことを、英語でセンテナリアンといいます。センチュリーつまり一世紀の長きを生きた人という意味です。

近年この百寿者が急増しており、二〇一三（平成二五）年には全国で五万人を超えました。今から一〇〇年前の一九一五年の出生数はおよそ一八〇万人でしたから、この一世紀を生き抜くことができたのは、二八人に一人ということになります。男女比は一対七で女性が圧倒的に多いのが特徴です。

百寿者の急増は、日本や欧米諸国だけでなく発展途上国でも見られる傾向で、環境や医学の進歩などが影響していることが考えられます。

百寿者は長寿のお手本ともいえる存在です。健康で長生きする秘訣を解明するために、以前から百寿者の研究が行われてきました。

一九七〇年代に、東京都立老人総合研究所（現東京都健康長寿医療センター）による全国調査がはじまり、沖縄地区でも沖縄百寿者研究が開始されました。東京都健康長寿医療センターとの共同による慶応義塾大学病院の広瀬信義老年内科診療部長を中心とした「百寿者研究チーム」の調査もよく知られています。

二〇〇〇（平成一二）年より開始され約三〇〇人の百寿者を訪問調査した「百寿者研究チーム」の調査結果を参考に、長寿の手がかりを探してみましょう。

百寿者の医学的特徴として、糖尿病が少ない、コレステロール値が低い、動脈硬化が少ない、痩せ型の人が多い、EPA濃度が高い、血液型はB型が多い、などが分かっています。EPA（エイコサペンタエン酸）は、いわしなどの魚油から接取される不飽和脂肪酸で、悪玉コレステロールを減少させるなどの効果をもっています。

百寿者の糖尿病の罹患《りかん》率は六パーセントしかなく、七〇歳代の罹患率が二〇～三〇パーセントですからその低さがきわだちます。動脈硬化の人の割合も六〇パーセントで、九〇歳代の八〇パーセント以上と比べて低レベルであることが分かります。

また、百寿者は病気にならないための防御因子と考えられる、アディポネクチンを多く持っていることが分かりました。これは脂肪細胞から分泌される生理活性物質で、抗糖尿病作用、抗炎症作用をもつといわれており、動脈硬化や糖尿病を防ぐ効果があるとされています。

百寿者の性格的な共通点としては、「誠実性」「外向性」「開放性」が挙げられます。

百寿者は、若いころから、意志の強さ、几帳面、頑固といった「誠実性」と、社交的な性格である「外向性」、好奇心旺盛で新しいことを受け入れやすい「開放性」などの性質をあわせもち、ストレスへの耐性も強いという共通項があります。

さらに、百寿者の家族は八〇～九〇歳代の平均寿命に到達する率が高く、百寿者家族は長生きであると考えられます。

ただ、百寿者のすべてが健康ではないことも事実で、九七パーセントの人が何らかの病気があり、認知症がなく自立している百寿者は全体の一八パーセントであることも、調査結果から浮かび上がっています。健康状態については個人差も大きいようです。

一般に一〇〇歳を超えると死亡率は増加せず、むしろ下がっていくといわれており、これは、長生きする人は遺伝的に長寿であることを示唆しています。

二〇〇二（平成一四）年からは一〇五歳以上の超百寿者を対象にした調査・研究が進められており、さらなる成果が期待されています。

老いの才覚——年を重ねてわかる人生の妙味

向老期世代にみる新しいライフスタイル

一般に三〇代から四五歳くらいまでを壮年期といい、それ以降六〇歳くらいまでを中年期といいます。壮年期、中年期を合わせて中年期、成人期と呼ぶ場合もあります。そして、老年期に入る手前の六〇歳から六五歳くらいまでを向老期といいます。文字通り、本格的な老いに向かう手前の高齢者予備軍といった世代です。

いま、この向老期にいる年代層は、団塊の世代の最後尾と重なりつつ、団塊より少し下の妹弟世代として位置づけられます。

自らも高齢期の入口に立ち、長寿の親の老いの過程を見つめながら、それをモデルに自分の老いを準備できる世代ということがいえそうです。

向老期をライフサイクルの中で捉えると、結婚して子育てが終わり、子どもも独立して、夫は定年を迎え、第二の人生を歩き始めた時期。高齢期までの助走期間というイメージです。

文部科学省初等中等教育局の工藤由貴子氏は、「老いの可能性——向老世代の老年学」（生活福祉研究・通巻七八号）の中で向老世代の特徴を次のように挙げています。

①学歴、職業、結婚、出産などで足並そろえて標準化したライフコースを生きてきた。
②自立の価値を強く認識している。
③生活スタイルが市場に対し受動的である（市場依存的な消費行動）。
④労働力として、子ども世代の親として、老親の介護者として、たくさんの役割をかかえている。

こうした特徴をもつ現在の向老世代は自立志向が高く、子どもに頼りたくないという意識も強いので、子どもの独立後は、一人暮らしか夫婦で暮らす選択をする人が増えています。

一人暮らしの高齢者は経済的に恵まれず、社会から孤立していると思われがちですが、自らの選択による一人暮らしの場合も多いのです。世帯的に単独か核家族など小家族で暮らしているからといって、一概に、子や孫などほかの世代との交流が少ないとはいえない実態が、調査によっても明らかになっています。

この世代は地域・近隣活動や余暇活動による交流も活発です。消費的には市場の評判に影響されやすい面もありますが、消費力は旺盛だといえるでしょう。

豊かな高齢社会をつくっていくために、高齢者はみな頑固で心身ともに弱々しいといったこれまでのステレオタイプの高齢者のイメージから脱却し、多様化する高齢者の姿を正しく理解していくことが必要です。

高齢者自身も固定観念に縛られることなく、自分らしく主体的に生活スタイルを選びながら、高齢者にも配慮ある住みやすい豊かな社会を目指して先導してほしいものです。

いずれにしても、すでに高齢者の仲間入りをはじめた団塊の世代（広く捉えて一九四七〜一九五一年生まれ）は、人口にして一千万人を超えており、すぐ下の向老世代とを合わせたこのグループが、この先新しい高齢者のライフスタイルを身につけたモデル世代となっていくのではないでしょうか。

人生の後半にも人格の発達がある

人が一生の中で、高齢期を生きるということは、どのような意味があるのでしょうか。心理学的なアプローチから考えてみましょう。

人間は生涯を通して変化を続けます。誕生、幼少期、成年期、成人期、中年期、老年期を経て死に至ります。この過程における継続的な変化の仕組みとその状態について、調査・研究するのが発達心理学という分野です。

以前の心理学では、「発達」という概念は、暦年齢に応じた誕生から成長までの右肩上がりの上昇、という意味合いがありました。身体機能的な発達ということなら成人期で止まり、それ以降に発達はないことになります。

一方、新しい発達心理学では、成人後の中年期や老年期も発達の段階として含みます。生涯を通して発達の過程だと考えるので、生涯発達心理学とも呼ばれています。

ここで、生涯発達心理学の観点から、エリクソンのライフサイクル論を紹介しましょう。

人が生まれてから死ぬまでの一周期の過程をライフサイクル（人生周期）といいますが、心理学者のエリク・H・エリクソンは、誕生から死に至る人生全体のライフサイクルのもとに、人間の精神的発達を見ていこうとしました。ちなみに、よく知られている「アイデンティティ（自我同一性）」という心理学用語は、エリクソンが生み出したものです。

そして、人生の発達段階を八つ（乳児期・幼児期初期・幼児期後期・学童期・青年期・成人期初期・成人期後期・老年期）に分け、各発達段階には、それぞれ解決すべき「自我の発達課題」があるとしました。その中で、老年期の課題としては「自我の統合性」を挙げ、老年期における危機を「絶望」であると考えました。

どういうことかというと、人生のラストステージである老年期に、善いことも悪いことも含めて、今までの人生をすべて受け入れ、やがて訪れる死も肯定し統合すること（自我の統合）で、精神的な平安が達成できるということです。そして、もしそれができないと、人生に満足感や充足感を得られず、絶望に陥るかもしれないとしています。

エリクソンは、人格は段階的に発達するとし、人生後半以降においても人格の発達があると主張しています。人間の成長は、身体の発達だけでなく、精神や知性、人格の発達・成熟という面をはずすわけにはいきません。これらすべてを合わせて人は変化し発達しているわけで、中年期以降の発達とはまさにそのことを表しているのです。

知能の発達という面からもそれは関係しています。

人間の知能は、「流動性知能」と「結晶性知能」に分けられます。流動性知能は、記憶・課題解決などの基本的な情報処理過程に関する知能です。結晶性知能は、言語や社会的知識などの文化的知識に関する知能です。

前者は二五歳までに発達のピークを迎え、その後は下降するといわれていますが、後者は生涯を通して、高齢期まで穏やかな発達をみせるといわれています。

平均寿命が延びて、長い老後を生きることがあたりまえのようになってきた時代において、ライフサイクルにおける中年期以降の発達を考えることは、ますます重要になっています。

五〇歳からの生きがいの見つけ方——リタイア後の生きがいづくり

五〇歳はまだ人生の半ば

前述のように、日本の百寿者の急増ぶりを見ていると、一〇〇年の人生は夢でもなければ、他人事でもなくなったようです。

もし、自分が一〇〇歳以上まで生きるとしましょう。五〇歳であれば、人生のまだ半分を生きたにすぎず、これから後半がはじまることになります。五〇年という時間は、二度目の人生を生きるには充分な長さ。六五歳で定年になってもあと三五年あり、とても「余生」として片づけられるものではないでしょう。なにより、この間も、私たちは発達心理学でいうところの「発達」を続けることができます。何歳になっても成長することができるのです。

人生の前半生で満足いく達成感を得ることができなかったと考えている人は、なおさら

「人生、これからが本番」と発憤したいところです。

この後半生の大きな活力となるのが「生きがい」、生きていく張り合いや喜びです。

もちろん、どのようなときに生きがいを感じるかは、人それぞれで変わってきます。内閣府の『高齢者の地域社会への参加に関する意識調査』(平成二一年)によれば、健康状態のよい人の生きがいを感じるときのトップは、「趣味やスポーツに熱中しているとき」でした。健康状態のよくない人では「テレビを見たり、ラジオを聞いているとき」がトップですが、「家族団らんや友人との会話」などが続き、「趣味やスポーツ」も高位につけています。

老後の趣味ではなく「わたしの趣味」をもつ

「老後の趣味」という言い方がありますが、ことさら「老後の」という部分にこだわる必要はないと思います。「年甲斐もなくこんなことできない……」、「この年で趣味をはじめるなんて……」などと、年齢とか老いに気を使い過ぎると楽しみの選択肢を狭めてしまいます。

以前からやっていた趣味があればそれを継続するのもよし、要は自分らしいこだわりや好みを反映した「わたしの趣味」を持ち、それを楽しんでいけばいいのです。

たとえば、現役のサラリーマンの生活を見てみると、他人と同じような時間帯に出勤・帰宅して同じような一週間を送り、マイホームや子どもの教育に心をくだくなど、義務やノルマ、さらに仕事上の付き合いに縛られた人生という点で、多くの人が共通点の多い暮らしをしてきたのではないでしょうか。

ところが、リタイアが現実味をおびてくる六〇歳前になると、これらの枷《かせ》から解放されるかわりに、独自の生き方をすることが求められるようになります。つまり、個々が自分の人生をデザインできるようになるわけです。これは楽しみだと思う人はいいとして、会社や身分という枠があってこそ自分があるというような人生を生きてきた人もいるでしょう。そういう人は退職後に、自由な時間をもてあますことにもなりかねないので、早目に定年後の生きがい探しの準備をしておくことをお勧めします。

「趣味」についても同様です。時間にも余裕ができて、人間関係に縛られることなく（自由に人間関係を選び）、他人とは異なる自分のテーマを選んで深めることができます。ひそかにやりたいなと思っていたことを堂々とはじめることもできますし、これまでの趣味の世界で地道に積み重ねてきた成果をもとに、さらに見直しを加えて発展させることもできます。趣味の発展は、自分を発展させることにもつながります。

こう考えれば、「老後の趣味」は、きわめてぜいたくでポジティブな「生きがい」であり、自分を成長させる機会として捉えることができます。

趣味を通じて他者との関わりをもつ

高価な趣味である必要はありません。たとえば、身近な自然とふれあう趣味であれば、それほどお金もかからないでしょう。散歩、バードウォッチング、写真撮影、盆栽。これらによって自然とのつながりを深めれば、自分の心や感情も豊かになり、心身の健康を保つことにもつながります。俳句や短歌、写生なども基本となるのは自然観察ですが、これらは、自然を自分のほうに引き寄せることで、アイデアや創作意欲が湧き上がります。

趣味の内容は人それぞれですが、趣味を通じて積極的に他者との関わりをもつように心がけることです。趣味を実践しても、一人で楽しむのもよいですが殻の中に引きこもっていてはいけません。趣味は他人に誉められたり喜ばれたりすることで、自分の喜びとなり、欠点を指摘されれば次のステップへの発奮材料となります。

このように趣味は人間関係のなかで「生きがい」として醸成され、自分自身を成長させるという面があります。身近に同好の人がいれば、積極的に集まって「作品」を見せ合いましょう。近所にいなければ、インターネットで発表の場をつくりましょう。

四〇歳代、五〇歳代から、あるいは六〇歳を過ぎていても、第二の人生に開花する趣味をもつことに、早すぎも遅すぎもありません。

生涯現役をめざす働き方——老後もできる仕事で充実人生を

高齢者の就業が増えている

リタイア後なら、これまではおもしろみを感じなかった仕事が「生きがい」となるかもしれません。仕事を通じて、いつまでも収入を得続けること、仲間を得ること、若い世代と交流すること、なによりも他人に感謝されたり喜ばれたりすることです。

総務省の推計人口によると、日本の一五〜六四歳の「生産年齢人口」が、二〇一三（平成二五）年一〇月時点で三二年ぶりに八千万人を割り込み、一方で、六五歳以上の高齢者（老年人口）は、過去最高の二五・一パーセントに達しました。

これに対し、二〇一四年四月時点の就業者数（同省・労働力調査）は六三三八万人となり、前年同月より二六万人増加しています。生産年齢人口の就業者数が五六六五万人と前年より一七万人減ったのにもかかわらず、高齢者の就業者数が四三万人増えて、六七三万人になったためです。このように、高齢者の就業が増えているのが日本の現状なのです。

これに加え、公的年金の支給開始が六五歳に引き上げられるのにともない、高齢者雇用法が改正され、企業に、六〇歳の定年をすぎても、希望者には六五歳までの雇用を確保することが義務づけられました。

しかし、企業による高齢者の労働環境整備を、私たちはどの程度、期待してよいのでしょうか。

少子高齢化が進む中、労働力の不足は当然のなりゆきです。そこに、経験豊かな高齢者の雇用を増やすことで、高齢者のもつノウハウや知見を生かす雇用体系を確立することができれば、生産年齢人口の減少を補う成果が期待できるだろう――これはだれもが思うことです。しかし、現在パート・契約社員・嘱託などとして身分が不安定な非正規雇用が、労働者全体の三分の一を超え、特に一五～二四歳の若年層が一九九〇年代半ばから大きく上昇しています。若年層への待遇を見るかぎり、企業が高齢者にいかなる待遇を与えてくれるのか、見通しはくらそうです。

企業が高齢者の雇用を躊躇する理由としては、高齢者に適した仕事を掘り起こすこと、高齢者の活用を若年層の育成・活用と両立させること、体力面での不利を補える仕事を用意すること、などに手が回らないからだといいます。

リタイア後の仕事との付き合い方を考えるにあたり、若年層を冷遇するような企業は、まずあてにしないで、若年層でも高齢者でも人本位で人材を大切にする企業を見つけるほうがいいのではないでしょうか。これは、企業を否定するという意味ではなく、企業に対し受け身にならないで、こちらが選び取る気持ちを忘れてはならないということです。

このようなスタンスでいけば、「資格」のもつ意味も変わってきます。定年後に役立つ二大資格は、行政書士と社会保険労務士といわれています。ただし、資格をもっているだけでは稼げないので、顧客開拓のための営業努力も必要です。せっかく授業料を払って手に入れてもなかなか使い物にならない（就職の役に立たない）資格が多いのも事実です。でも気にしないでください。発想を変えれば、自己紹介するときの名刺がわりの道具、気おくれしなくてもすむお守りがわりの道具として十分活用できます。

中高年の再就職活動でアピールすべきことは、人とコミュニケーションを取る能力や協調性です。そのような基礎的能力の上に、働く熱意や謙虚さをもつ人を企業は求めています。

無理なくできる仕事をつくる

まず、自分の「好きなこと」「やりたいこと」を見つけましょう。

中高年ならではの武器もあります。長年にわたり培ってきた、少々のことには動じない胆力と豊かな経験です。加えて、かつてのように、組織や社会の中でギュウギュウにがんじがらめにされることがなくなった、自分だけの自由な時間が手に入るのです。フルタイムではなく、パートタイムワーカーを選ぶのも一つの考え方です。

専門知識や技能があれば、シニア派遣の会社などに登録して「派遣社員」として働くことも視野に入れておくとよいでしょう。

電気工事とかボイラー関係の技術、一級建築士などの技術を持つ人は引き合いも多いようです。また、専門知識やクレーム処理などの技能があれば、惜しみなく若い人に伝えることも大事な仕事です。企業側でも「若手人材の育成」に大きな価値をおくようになってきていますから、貴重な技術を伝えるほうにも、伝えられるほうにも、双方のメリットとなり、給料以上の「大きな経験・充実感」が期待できます。

技術や企画力を活かすための「起業」もあるでしょう。資本はある程度必要ですが、仲間を募れば協同組合を設立して仕事を始めることもできます。自宅をオフィスに、インターネットを利用して仕事をする人も大勢います。やりたいことがはっきりしていれば、NPOを立ち上げるという働き方もあります。

今、パソコンとかメカに弱い人たちが少々気おくれしているような気がしてなりません。それよりもなによりも強いのが「手に職」といわれる「合点系」の技術。大工、左官、植木や盆栽の職人、調理師など……習得に何年もかかるものもあれば、意外と短期間でさまになるものや資格が取れるものもあります。

ＩＴ系の技術に「合点系」の技術。双方ともモノにできればなによりですが、分業でもかまわないでしょう。ＩＴは若い人にまかせて、自分は合点系に専念するのもよし。特に会社をやめたときでも使える「手に職」仕事は魅力です。

老後はなによりも、家（自分のフィールド）でできる仕事を目指したいものです。

企業や政府や仕事に殺されることなく、サラリーマン時代は「リハーサル」、その後の人生が「本番」だった、と自分らしく生きられたと言えるような後半生を生きたいものです。

老いて住みやすい街——老後の暮らしを地域から考える

ウォーカブルタウン——歩いて行ける範囲に施設がそろう街

高齢者にとって住みやすい街を考えるにあたり、まず注目したいのが「ウォーカブルタウン」という言葉です。生活に必要な施設が、歩いて行ける範囲内にそろっていて、どこへでも自分の足で移動できて生活を楽しめるような街のことです。

高齢者にとっては、住まいから歩いて五分、一〇分の圏内にさまざまな施設がそろっていれば、自分のことは自分でできるし、それは生活のはりにもなることでしょう。歩くことで体力や健康の維持も可能になります。

この圏内に、商店街やスーパーなどの商業施設、病院や介護施設、公民館や図書館、囲碁や将棋などの仲間が集まれる娯楽施設やカルチャー施設、スポーツ施設、居酒屋などの飲食店があれば、かなり毎日の暮らしが充実することでしょう。

ウォーカブルタウンでは、安全に歩けることが大きなポイントになります。ですから、坂の多い街ではなく、平坦な街がいいでしょう。少なくとも、歩道や街灯が整備されている交通・防犯面で安全な街であることも大事な条件です。歩くことが楽しいと感じられるような緑や川などの自然や公園が近くにあれば理想的です。

このように、自分の足で歩いて、自分の用をたしていれば、隣近所とのお付き合いも増えることになります。日々の挨拶からはじめて良好な人間関係を築けば、心身の健康維持にも役立つでしょう。

高齢者仕様の街

高齢者を孤立させるような街は、誰にとっても居心地が悪いものです。悪い例の最たるものが、独居老人の「孤独死」でしょう。経済に困窮した親子の「孤立死」も、頻繁に新聞やテレビで取り上げられています。

高齢者が孤立しないためには、住民の心くばり、目くばりだけでは限界があり、行政の取り組みが強く求められます。

たとえば、東京都内でもっとも高齢者が多いとされる世田谷区では、「高齢者の見守り」施策が充実しているといいます。その一例を紹介しましょう。

二四時間三六五日、困りごとの相談や高齢者の見守りに関する相談を受けている「安心コールセンター」の実施。介護保険サービスを利用していない八五歳以上の方の高齢者の住宅への「民生ふれあい訪問」。また、「あんしん見守り事業」として、地区の高齢者の自宅を訪問し、さまざまな見守りサービスの紹介や見守りボランティアの派遣などを行う事業を、区内一〇ヵ所のセンターで行うなど、高齢者を一人にせず、世田谷区全体として見守っていく環境整備に力を入れています。

世界でも類を見ない超高齢社会になっている日本では、全国のさまざまな自治体で、高齢者が住みやすい街づくりの構想が練られています。行政による高齢者対策が充実している街を自ら探しだし、そういう地区を選んで住むのもよいでしょう。

ちなみに、経済情報誌『プレジデント』が二〇一二（平成二四）年、不動産業者を通じて行った定年後のシニアの「老後住みやすいと思う街」についてのアンケート調査があります。それによると、首都圏では一位が前述した東京・世田谷区、二位以下に神奈川・横浜市、東京・目黒区、東京・港区、東京・杉並区、東京・武蔵野市などと続いています。

関西では、一位が大阪市、二位以下が兵庫県の神戸市、西宮市、芦屋市、大阪・吹田市なとなっています。

この記事によれば、具体的な住みかを選ぶ際のキーワードとなるのは、①住環境　②遊び　③医療　④食　⑤快適さ　⑥安心、とされています。

シニアにとっての住まい探しは、終《つい》の棲家《すみか》になることも念頭において、シビアな視点で取り組む必要があります。

前述のウォーカブルタウンであるかどうかなども考慮しながら、自分や家族にとって居心地の良い場所を見つけたいものです。

一方、「世界保健機関（WHO）」の「高齢者にやさしい都市」についての基準を見ると、「交通機関の発達」や「社会参加」を重視しています。

高齢者に快適で安全な活動の場と居場所を確保すること、これが世界中で共通する高齢化社会への取り組みの基本ではないかと思われます。

高齢者の住まい——暮らしやすい住まいとは

転倒防止が第一

六〇代や七〇代前半であれば、暮らしを楽しむ観点での住まい選びができます。しかし、七〇代から八〇代の高齢者のいる住まいは、介護を重視した安全性の高い住まいであることが重要ポイントになります。

といっても、高齢者が安心して暮らせる住まいとは、決して特別な住まいではありません。自分や家族が、加齢によって身体機能を低下させたり、障害を抱えたりしても、安心して住み続けることができる住まい。具体的には車いすや杖が必要になった家族にとっても、妊婦や乳幼児にとっても、家族の誰もが安全で安心して住める住宅ということです。

高齢者にとって、特に重視したいのは転倒予防です。高齢者はほんのわずかの段差があっても転倒することがあります。そして、転倒の半数は、自宅の中で起こっているのが実情なのです。玄関先に段差がある場合は、スロープ（傾斜路）を設置して段差を解消しましょう。スロープには手すりをつけ、さらに雨や雪で滑るのを防ぐためのひさしをつければ、さらに安全性が確保されます。

玄関に入っても、上がりかまちとの段差が高い場合には踏み台を置いたり、手すりをつけると安心です。玄関マットは床に固定する必要があります。マットの滑りも危険ですし、マットがめくれたりしてそれにつまずく危険もあります。こうした段差解消のためのバリアフリー工事が必要となるものや、手すりの設置、浴室やトイレの改修などは、自治体や住宅金融支援機構といった公的な助成制度が利用できる場合があります。

屋内で高齢者が、日常生活の多くを過ごすのは居間や寝室です。ここでは、大きな段差がなくても、敷居のような小さな段差、床に放ってある本や雑誌、カーペットなどのめくれ、電源コードなど、些細な障害物につまずいて転倒することがあります。これは、日常生活の場の整理・整頓で防止することができます。

廊下は、部屋から部屋を移動したり、トイレや風呂に通う際に必ず使用する通り道です。ここには、荷物や新聞などの障害物を置かないようにしましょう。夜間には照明によって、十分なあかりを確保しましょう。

階段の勾配は緩やかのほうが望ましいのですが、簡単には変えられません。そこで必要となるのは手すりです。階段の上り下りがきつくなれば、生活の場を一階に移すことも考えましょう。階段は下りるときに転倒が多いので、手すりが片方にしか付けられない場合は、下りのときに利き手をつかむことができる側に設置することをお勧めします。

浴室・トイレの事故を防ぐ

高齢者は暑さと寒さの影響をもろに受けます。特に冬の浴室では、脱衣場が寒く、浴室が暖かいという急激な温度の変化により倒れる事故が多発しますので、脱衣所では床暖房や暖房機器を使用して、室内や浴室との温度差をできるだけ解消するようにしましょう。同様に、個室であるトイレにも安全な暖房機器を置くといいでしょう。

一方で、認知症の老人の場合は、自分で温度変化を感じとる感覚が鈍くなります。自宅にエアコンがあるにもかかわらず、冷房のスィッチを入れずに熱中症で亡くなる高齢者の例があとをたちません。本人の暑い寒いを感じる能力が衰えている場合は、周囲の人が空調や室温に注意を払う必要があります。

加齢が進むと排尿回数は増え、トイレの使用頻度が増え、使用時間も長くなる傾向にあります。そこで、どの部屋からでもスムーズに移動できる安全な位置にトイレが設置されているか、廊下やトイレの中は明るいかなどが大切なポイントとなります。トイレは余裕をもった広さを確保したいものです。高齢になるとトイレに座ったときに、身体の前側にスペースが十分にないと、立ち上がりに苦労します。身体機能が低下した家族が出た場合には、改修が必要になるかもしれません。便器に座るときや立ち上がるときに、支えとなる手すりもあるとよいでしょう。このような装置や設備、改修が必要になったときは、自治体の助成制度を利用できる場合があるので、介護支援サービスのことも含めて地域の行政機関に相談するとよいでしょう。

内閣府の意識調査でも、「自宅に住み続ける」ことを希望する人が最も多くなっています。長期間にわたり、快適に自宅を使用するためには、親との同居をはじめとする家族構成の変化、自分自身の身体機能の変化にも対応できる住宅である必要があります。将来に備えて改修も想定しておくことが、のちのちに間取りの変更などに要する費用を節約し、介護の費用や肉体的負担も減らします。

特に、浴室やトイレが改修できるかどうかは、高齢者の暮らしの質を大きく左右することになります。高齢者にとって暮らしやすい住まいとは、自分の身体的機能に応じて、フレキシブルに改修できる住まいのことだといえるでしょう。

老後こそボランティア――人のためになることで自分も生かせる

財産は地域での居場所と仲間

定年となり、長年にわたり会社に縛られていた生活から解放されれば、しばらくは何もせずに自由な生活をしたいと思うのは、ごく自然な思いでしょう。しかし、そのような生活は長続きしないことは、すでに定年を迎えた人たちからよく聞く話です。人間とは、他人や社会との接点を求めつつ、自分の居場所や生きがいを求める生き物なのではないでしょうか。

このように考えるシニア世代が、いま積極的に参加しているのがボランティア活動です。シニアによるボランティア活動は、高齢者がこれまでに培ってきた経験を活かし、自分の居場所と仲間をつくることでもあります。何歳であっても、自分自身も楽しみながら社会貢献をして、他人の喜ぶ顔を見ることができ、生きがいをもつことができます。このような形で一生現役を続けることも素晴らしいと思います。

ボランティアの場は日本ばかりではありません。海外で日本語を教えたり、自分の持っている技術を現地の人に提供したりして、海外ボランティアメンバーとして活躍しているシニアも多くなりました。また、ボランティアで地域デビューする人も少なくありません。いまやボランティアで働くシニアは、豊富な知識や経験を備えた人材として、地域のコミュニティにとって必要不可欠な存在となっています。現役で仕事に追われる人たちに、このような活動にかかわる時間を捻出することは難しいということもあります。

ボランティア活動といっても何をしていいのか分からないという人には、各自治体が主催するボランティア活動の初心者向けの研修会というものがあります。毎月のように開かれていますので、のぞいてみてはいかがでしょう。自治体には「ボランティアセンター」もあり、自分が得意なことを伝えて相談すれば、自分に合ったボランティア活動を紹介してくれます。

シニアによるボランティア活動の例としてあげられるのは、病院の院内案内や各種手続きの相談や、さまざまな教室の講師（書道、お茶、生け花、和洋裁や料理など）、被災者支援や慰問活動、福祉施設や育児サロンでの行事のお手伝いなど、多岐にわたります。

ボランティアにかかる費用は自前ですが、衣服、交通費、飲食代程度ですので、日常生活からかけ離れた支出が必要になるケースはほとんどありません。内容によっては、自治体から補助金をもらって活動資金の問題を解決できる場合もあります。

老人クラブや地域サロンを通じての活動

地域には、そこに住んでいる高齢者の福祉を目的とした「老人クラブ」があります。老人クラブはおおむね六〇歳以上の高齢者でつくる自主組織です。

具体的な活動としては、①高齢者に関する調査　②「敬老の日」に行われる慰問やイベント　③町内会が主催する旅行やイベント　④独居老人などへの生活支援や福祉サービス　⑤シルバー人材センターなど高齢者参加を促進する事業　⑤生涯学習活動……などの活動が行われています。

老人クラブの活動は、一人暮らしの高齢者の孤独を緩和してくれるという役割も果たしてきました。さらに、「地域サロン」というものがあり、高齢者や障害をもつ人、子育て中の人たちに、生きがいをもって元気に暮らすきっかけを見つける手伝いをしたり、地域の介護予防活動の拠点となったり、地域の人同士のネットワークを深めたりする自主活動の場となっています。いわば、市民同士の支え合いや助け合いによる地域活動が、サロンの特徴といえるでしょう。

これらの老人会や地域サロンを通じて情報を得たり、そこで独自のボランティア活動を見いだすのもよいかもしれません。このような地域サロン事業は、全国の市町村に一つは置かれている社会福祉協議会が推進しています。

地域のニーズに応じたテーマで「自分でサロンを始めたい」と考えている人もいるでしょう。その場合は、まず自治会長や民生委員、福祉委員など多くの人に相談してみましょう。会場には公民館、集会所、空き施設など、参加する人たちが歩いて行ける場所を探すとよいでしょう。

既存のサロンには、月一～二回の活動をしているところが多いようです。自分で開く場合は、まず、無理をせず長続きさせることを心がけましょう。だれもが参加できる茶会やレクリエーション、ウォーキングや体操、歴史研究会などの趣味の活動、季節の行事など、アイデア次第ではさまざまな活動ができるようになります。また、講師を招いてミニ講座を自主運営するのもよいかもしれません。

サロンを立ち上げる際に大事なことは、ボランティア精神を忘れず、小さな集まりから少しずつ始めることが、長続きさせるためのコツだといえるでしょう。そして、活動を通じて得た仲間と支え合って学びを深めていくことで、素晴らしい時間を共有できるのではないでしょうか。

老後の生活設計――準備と落とし穴

ゆとりある老後のためには一億円必要か？

定年後の生活にはどのくらいのお金が必要になるのでしょうか。こんな質問にざっくり答えるなら「一億円」ということになります。これは大卒社員の生涯賃金の三分の一に相当する金額です。ただし、これは老後のゆとりある生活を想定した金額です。収入や支出は人それぞれなので、一つの目安です。

総務省の『家計調査年報』（二〇一二年）によれば、世帯主が六〇歳以上の無職世帯の一か月間の家計（平均値）を見ると、公的年金など実収入から税・社会保険料を引いた可処分所得一八・五万円であるのに対し、消費支出が約二四・二万円。一か月間に五・七万円が不足しています。また、六〇歳以上の単身無職世帯では、可処分所得約一一・一万円に対して消費支出一四・三万円となっており、これも約三・二万円の不足となっています。

「生命保険文化センター」の「生活保障に関する調査」（二〇二三年度）によれば、夫婦二人で老後生活を送るために最低限必要と考えられる生活費は、平均で二三・〇万円とされています。

さらに、ゆとりある老後生活を送るために、最低日常生活費のほかに上乗せが必要と考えられている金額は平均一三・四万円。合計すると月に三五・四万円となります。

これらの金額が六〇～八五歳の二五年間必要になるとすると、最低日常生活費としては、六、六〇〇万円、ゆとりある生活を目指すならば、総額で一億六二〇〇万円を想定しておくことになります。

他方、老後の準備資金として、預貯金を別にしても、退職金・公的年金・企業年金・年金財形・その他の個人年金などがあります。その二五年間の総額を計算して、その合計が老後にかかる費用よりもプラスであれば、長期的収支バランスはひとまず安心。はるかに足りないときは、定年後も働くことや支出のスリム化を図り、老後資金計画を練る必要があります。

老後資金をどのように貯めればいいのか、誰にとっても頭が痛い話ではあります。

再雇用によって公的年金をもらえるはずの六五歳まで働いても、現在は七五歳までの給付年齢引き上げが検討されています。リタイア後の無年金期間をどう生き抜くかも課題です。

ただし、老後の暮らしは、現役時代にくらべてそれほど出費がかさむものではありません。

老後にかかる生活費は、四〇代、五〇代よりも「二割減」で考えるとよいでしょう。

老後資金のためのリスク管理

内閣府が二〇〇八（平成二〇）年に発表した「高齢者の経済生活に関する意識調査」によれば、仕事による収入がなくなった場合、年金だけで生活を維持することはできないと思っている人が、すでに六割にのぼっていました。「豊かな老後を送るには、資産運用が必要です」と、金融機関は上手に宣伝しているようですが、私たちにとって何が本当に必要なのか、なかなか見えてこないのが実情ではないでしょうか。

かつては政府も、ギャンブル性の強い株などへの投資よりも、安全で確実な貯蓄を奨励してきました。退職金などまとまったお金が入れば、銀行の定期預金にするのが、日本人の一般的なパターンだったのです。

しかし、政府の方針は「損をするリスクはあるけれど、自己責任で積極的に株や投資信託へ投資することを推奨しています」と方針転換。我々国民が気をつけなければならないのは、投資におけるリスク管理です。ここでいうリスクとは、値動きのある株式や債券、投資信託などの価額が元本割れする危険性のことです。価格が上がったり下がったりする価格変動リスク、債券を発行する国や企業の利息や元本に対する支払い能力に関する信用リスク、外国の株式に投資する場合には、為替の価格変動による為替リスクもあります。

社会に目を転ずれば、少子高齢化にこのままでは破綻の恐れもある年金制度、世界的景気の悪化により厳しいリストラを進める企業。医療保険についても、今後の負担増も考えられるなど、将来の不安のたねはつきません。

このような状況ですから、株などの金融商品へ投資をして少しでも資産を増やして、将来へ備えたいと思うのも理解できます。その場合は信頼できる機関による、しっかりとした裏付けデータが必要であり、なによりリスク回避できるだけの自分の勉強、情報収集が最低限必要になります。

素人がリスクの高い投資へ踏み込めば、どこに落とし穴が隠れているか分かりません。悪徳商法の被害に遭う可能性だってあります。友人や知人からの儲け話に騙されたり、ギャンブルのような商品をつかまされたというような話は、枚挙にいとまがありません。

少なくともいえるのは、業者の罠にはまったり、人に騙されたりするのは自分の情報力の乏しさと勉強不足が原因です。年を取ると、判断力が鈍ってくるし、勉強や情報収集のための体力ややる気も落ちてきます。それならば、リスクを減らし、安全を心がけることが第一ではないでしょうか。

ひとり老後の備え──「おひとりさま」でも安心な老後のために

「おひとりさま」があたりまえの時代に

『厚生労働白書』（二〇〇八年）によれば、結婚しない人や子どもの数の減少で、超少子高齢化社会が進む二〇三〇（平成四二）年には、一人きりで暮らす世帯が四割近くになり、夫婦と子どものいる世帯の二倍近くに達するとみられています。「おひとりさま」として生きることが、あたりまえの時代を迎えるわけです。

さらにその四割を占めるのが六五歳以上の高齢者です。特に、寿命が長い女性の割合が高くなると予測されています。

そのような近未来を見据えて、一人暮らしの女性たちが、家族に代わるつながりを形成しようというNPOが、各地で活動を広めようとしています。その内容を少し紹介しましょう。

たとえば、おひとりさまの女性が亡くなった後、死亡届の提出から納骨までを代行してくれ、共同墓地も準備されているNPOがあります。自分が亡くなった後の遺体を誰が処理してくれるか、常に不安を抱えている独居者にはありがたい話ではないでしょうか。

また、老後に備えるセミナーを開いたり、地域の仲間づくりを支援したり、災害時に一人暮らしだと孤立しやすいという東日本大震災の教訓から、どの避難所へ避難するかの確認もしてくれます。自分と同じように考え、同じような不安を抱く人が身近にいること、それが独居高齢者の安心につながるのではないでしょうか。

おひとりさまは、女性だけの問題ではありません。男性のおひとりさまも増えています。おひとりさまの老後は、六〇歳までの一〇年、二〇年間に預貯金をいくら貯められるかによって、余裕の老後人生が送れるか、あるいは老後破綻の心配におびえて暮らすのかの分岐点になります。

おひとりさまは、子育て費用に追われることもなく、収入の大半を自分だけの生活に使うことができたはずです。四〇代、五〇代の独身者の中には趣味に大金を使う人も少なくないでしょう。こうした独身者の多くは、リタイヤ後のリスクはあまり意識していないようです。

独身男性の平均的な年金水準は月額一六万円程度だといわれています。定年退職金が一五〇〇万円程度あっても、年金だけで暮らすのは難しく、預貯金を取りくずしていけば、いずれ底をつきます。

そこで、定年退職までに貯金をしておくことが、「老後難民」回避の第一の防衛策になります。四〇歳からスタートするか、五〇歳からスタートするかにもよりますが、老後の資産を、たとえば二四〇万円増やすことで、老後の二〇年間、毎月一万円の余裕ができると考えてください。そうやって、なるべく多く貯金できれば、老後がより豊かに過ごせるでしょう。

二〇〇七（平成一九）年に『おひとりさまの老後』（青灯社）を発表し、「おひとりさま」問題に関心を集めるきっかけをつくった社会学者の上野千鶴子さんが、著書の中で次のような名言を述べています。

「男同士の友情もいいけれど、いざ何かあった時に、男友だちは頼りになりません。そういう時、実際に細やかに気を回してくれて、手を貸してくれるのは圧倒的に女性です。ひとりの配偶者より、下心のない女友だちを何人持つか。男おひとりさまにとって、それは大事な資源です」（『みんな「おひとりさま」』上野千鶴子・法研）

おひとりさまでも、そうでなくても、人のつながりこそが大事な財産となることは間違いないことでしょう。

「おひとりさま」が介護の世話になるとき

おひとりさまは、介護が必要になったときに、在宅で暮らし続けるのはなかなか難しいのが現状です。もちろん、要介護程度にもよりますし、要支援・要介護の認定を受け、さまざまな介護サービスを受けながら、一人で頑張っている高齢者も大勢います。

ですが、介護保険を使えたとしても、身体の衰えが進み、要介護度が高くなったとき、たとえば食事や排泄、入浴の介添えなど二四時間の介護が必要になった場合は、一人暮らしは極めて難しくなります。そのような状態になるまでに、そして自分の判断能力に自信が持てる間に、介護施設への入居を検討しておくと安心です。

それではどうやって介護サービス提供事業者を選べばいいのでしょう。

上野さんは次のように言っています。

「よい介護はカネでは買えない。医療と同様に、介護保険を使ったサービスも、政府によって価格がコントロールされているためだ。だから、患者側が必死に質の高いサービスを求めて情報収集するのと同じように、要介護側も賢い消費者とならなければ、よいサービスは手に入らない」（『みんな「おひとりさま」』法研）

さらに「探せば、よい介護を提供してくれる事業者は必ずいる」という上野さんですが、これまで取材してきたところでは、事業者間の格差が大きく、地域間格差も大きいとか。よいサービスを提供してくれる事業者は地方都市に多いそうで、またそういった事業者のほとんどがＮＰＯ関連で「カネより志」の精神でやっているともいいます。

いずれにせよ、このような情報も参考に、私たちは自分の目で介護サービス事業者を選ばなくてはなりません。

また、おひとりさまの財産相続についても、自分で決めておくことが自立した大人の生き方として大事なことではないでしょうか。独身で子どものいない人は、遺言を残していなければ、親かきょうだいが法定相続します。一人っ子であれば、遺言書がないと財産は国庫に帰属することになります。死後の財産の処分をめぐって縁戚や関係者が困らないようにしておくためにも、財産目録と遺言書を作っておくとよいでしょう。

いずれにせよ、自分の財産の処理方法は、遺言によって自分で決めるのだという心がまえが大切です。

3章

老いを楽しむ文化

――先人の知恵に学ぶ「老人力」

老人力の魅力とは何か――年齢を重ねることによる魅力と底力

人間の総合的な能力は老年期に開花

「老人力」という言葉を覚えているでしょうか。

イラストレーターで芥川賞作家の赤瀬川原平さんがその著書のタイトルに付けて、初めて世に出た言葉です。『老人力』という本は当時高齢社会への関心の高まりと相俟ってベストセラーになり、その言葉もまたたく間に世間に広まりました。一九九八（平成一〇）年の「流行語大賞」にも選ばれたほどです。

『老人力』を読んだ読者のこの言葉に対する解釈はさまざまなものがありました。ここでいう「老人力」とは、「もの忘れ」や「ボケ」など、加齢による心身のさまざまな衰えを肯定的に捉えたものです。たとえば、「最近、もの忘れがひどくなってね」と言うべきところを、言葉を言いかえて「最近、老人力がついてきてね」などというように使います。「もの忘れ」とは、年を取った結果、必然的にそうなっているものであり、この状態を「老人特有の能力＝老人力」であると考えるのです。「老人力」とはいわば、老人の持つ、一種つかみどころのないエネルギーに光をあてたものといえるでしょう。

急速に高齢化が進んだ社会にあって、この言葉は老人の存在に新しい視点を提供しました。老いを老いとしてあるがままに捉えるだけでなく、むしろ笑い飛ばしてしまうような発想は、年を重ねてこそ身に付けられるしたたかな叡智のようなもの。とても若い人がかなうものではありません。

老いというものは急に起こるものではなく、人によって違いますが、五〇代、六〇代から徐々に心身の衰えを感じはじめ、その後、それらの老いの徴候を一つひとつ自覚し、やがて受容していくものです。

赤瀬川さんは『老人力』の中で「ボケ」や「もうろく」は成熟することで得られる力だといいます。「ゆとり」や「遊び心」をもって気楽に生きることの大切さを教えてくれる「老人力」の発想で、老いと楽しく向き合いたいものです。

老いの盛りにこそ開花する能力もある

一般に体力というのは、二〇代から三〇代にかけて最高に達し、それ以降は横ばい状態、五〇歳を過ぎると下降していきます。こうした体力や運動能力、生殖力などは老年になると総体的に低下します。ですが、経済力や社会的な責任能力、知力なども合わせて人間の総合能力だと考えれば、すべてが低下するばかりではないことも、実際に年齢を重ねていけば誰もが感じることです。

老年期になっても、長年の経験がものをいう芸術や職業の分野では、総合能力は人生後半に至ってピークを迎え、花開く場合があるのです。

そう考えると、老いとは醜いものでも滅び去っていくものでもなく、本質的に豊かで魅力的なものだといえます。

年をとれば若い時には気がつかなかったものも見えてくるし、何よりも自分自身を客観的に見つめなおす時間的な余裕もうまれてきます。人間的な円熟味も増してきます。これがまさしく「老人力」というものではないでしょうか。

老後を充実して暮らすためには、健康、人間関係、精神力、そして社会的な役割も重要でしょう。基本的に経済的な保障も大切ですが、人間的な環境も忘れてはいけません。健康状態に応じて、ボランティアも含めて自分の関われる仕事を見つけることで、社会に貢献できる喜びも得られます。

老年期はまた学びの時期でもあります。大切なことは、若いころのように何かに役立てるための手段として学ぶのではなく、学ぶことそのものを目的とするのです。

実際、通信制大学である放送大学の平成二三年度の在学者数は八万人以上いて、そのうち四〇代以上が全体の六割以上を占めています（放送大学の公式ホームページより）。

各地の大学や大学院で学ぶ中高年の社会人学生の姿も珍しいものではなくなってきました。学ぶことが楽しくなればさらにその先へと関心が向き、一層熱心に勉強に励むことができます。それが新たな自分を発見する道を開いてくれるかもしれません。

年を取るということは、衰退などではなく、人生のクライマックスを自分らしく彩るということです。老年期とは人生の総仕上げにはいる円熟した時期でもあるのです。それは自分の取り組み方次第であることはいうまでもありません。

江戸の老い――初老は四〇歳だった

江戸時代の平均寿命は三〇代後半

人口が約三千万人前後といわれる江戸時代にあって、当時の平均寿命はどのくらいだったのでしょうか。

江戸時代に入ると宗門人別改帳制度が成立し、これにより各地域ごとの人口がより正確に把握されるようになりました。日本における「歴史人口学」の創始者である経済学者・速水融教授によると、たとえば信州諏訪（長野県）の宗門人別改帳による平均寿命推定値は、一六七一〜一七二五年に、男性三六・八歳、女性三九歳、一七二六〜七五年では男性四二・七歳、女性四四歳と推定されています（速水融『江戸農民の暮らしと人生』――「徳川時代の平均余命（数え年二歳時）」、麗沢大学出版会）。

速水教授によれば、医学や衛生技術の進歩により、一九世紀後半に寿命が延びる以前には、日本人の平均寿命が四〇歳以下であったことに疑問の余地はないということです。

江戸時代の平均寿命は四〇歳に満たないと考えられますが、四〇歳を超えたのは明治に入ってからです。戦後間もない一九四七（昭和二二）年に至って、ようやく平均寿命が五〇歳を超えたといわれています。江戸時代の庶民は一〇代の前半から奉公などで家を出ることが多く、女性は二〇歳前後、男性は二〇代半ばから後半に結婚するのが一般的でした。一組の夫婦は平均五〜六人の子どもを産みましたが、乳幼児（五歳以下）の死亡率が高かったために、成人できたのはそのうちのおよそ半分にすぎませんでした。

ただ、成人した後の寿命は比較的長く、二〇歳以上まで生きると、余命は四〇年くらいありましたし、六五歳の年齢ならば、あと一〇年ほどの余命があったとされます。

老いは尊敬の対象だった

江戸時代にも、八〇歳、九〇歳という高齢者は結構いました。それでも平均寿命が今よりもずっと低かったのは、なんといっても前述の乳幼児の死亡率が異常に高かったからです。

「人生五〇年」の時代に合わせるかのように、浮世草子作者で俳人の井原西鶴は五二歳で、同じく松尾芭蕉は五一歳で生涯を閉じました。

目を転じて、江戸時代に長生きをした歴史上の著名人を見てみましょう。『養生訓《ようじょうくん》』を書いた儒学者の貝原益軒は八五歳、『蘭学事始』を著した杉田玄白も八五歳、女流俳人の加賀千代女は七三歳、『富嶽三十六景』を描いた葛飾北斎は九〇歳の長寿を全うしました。

『江戸　老いの文化』立川昭二著（筑摩書房）によれば、江戸時代には「老後」という漢語はほとんど使われず、それにあたる言葉として「老入《おいれ》」「老い入れ」という表現が使われていたようです。なるほど、「老後」は老いの後で、後ろ向きな感じですが、それよりは、「老入」＝老いに入ると言う方が、前向きな感じがします。これも江戸人の言葉のセンスのよさなのでしょう。人生五〇年といわれた江戸時代にあって、四〇歳を過ぎるとそろそろ世代交代に入り、経済的に恵まれた者は地域社会の相談役や指導者的な立場として隠居生活をはじめたのです。周囲も人生経験の豊かな見識ある老人に対し、尊敬の念を抱いて接していました。

江戸時代には、このほか、「今歳の年づけ」と呼ばれる習わしがありました。「今歳の年づけ」とは、その年の旗本現職者の名前が書かれた高齢者一覧のことで、今でいう長寿者番付にあたります。江戸時代にこのような高齢者のリストがあったということは、それだけ社会の中で長寿が祝いの対象とされ、「老い」に対して価値を認め、充分な敬意が払われていた証しだといえるでしょう。

江戸の楽隠居——隠居という人生の楽しみ方

隠居は資産に恵まれた者だけの特権

「隠居」と聞いて、皆さんはどんなイメージを持たれるでしょうか。人生、功成り名を遂げて、経済的にも余裕ができたし、定年後は隠居して、今までの仕事のことなど忘れて余生を自由気ままに生きよう——一般的なイメージとしては、こんなところでしょうか。

忙しい現代ではこの「隠居」という言葉が聞かれることは少なくなってきましたが、隠居という言葉がごく自然に使われるようになったのは、その文化が庶民のものになった江戸時代からでした。

江戸時代には人生のある時期に第一線を退き、余生を楽しむ「楽隠居」への願望が庶民の間にも広がっていたのです。「人生五〇年」といわれる江戸時代にあっては、四〇歳前後で隠居し、家督を子息に譲って楽隠居をするのは、人びとの理想の生き方であったのです。

年を取ってからの隠居では体力がままならないし、好きな趣味の世界に生きたり、創作活動を楽しんだりするには、まだまだ元気なうちに、ということでしょうか。

もっとも、隠居は誰にでもできたわけではありません。隠居は、武士の中でも上流階級の者や裕福な農民や商人など、富と身分に恵まれた者だけに与えられた特権であり、大多数の庶民はその日暮らしの貧しくつつましい生活を送ったのです。

隠居後の生活も人それぞれで、充実した人生を送っていたのは武士ではなく、むしろ農民や商人たちのほうでした。武士は「藩」の中に縛られ、お互いに依存して生きる組織人であり、農民や商人は自営業で自立していたからでしょう。

隠居する年齢についても職業によって異なりました。町人であれば自由に決められますが、武士の場合は主君にお役御免を願い出なければなりません。

幕臣だと七〇歳以上、藩によっては六〇歳以上というところもありました。基本的に武士は病身しか隠居が許されていなかったので、病気といつわって届けを出すことも多かったようです。

前述の『江戸　老いの文化』によると、幕末に近づくに従い、「勤め乍《なが》ら隠居」という方策もとられるようになり、隠居年齢の引き下げが行われるようになりました。文化年間（一八〇四－一七）では、五〇歳半ばで隠居願いが出されるようになったといいます。

社会に貢献する隠居者たち

江戸時代後期には成人の平均死亡年齢は、男性六一歳、女性六〇歳であったといいますから、四五歳で隠居すると、死ぬまでに一五年ほどの時間が残されていたことになります。現代では平均余命からみて、六〇歳で隠居すると、あと約二〇年が残されているということになります。

この数字を見て分かるように、江戸時代では平均寿命は短かったものの、早く隠居することによって、その後は結構長い人生を送ることができたということです。

江戸時代には、義務教育はありませんでしたが、その代わりに寺子屋がありました。子どもは五、六歳になると寺小屋で読み・書き・算盤などの初歩学習を受けるのですが、江戸中期にはこの寺子屋の数は約八〇〇、幕末には一五〇〇もあったといわれています。

その寺子屋を主宰する先生は、ほとんどが隠居者であったといわれ、その中の四割ほどは商家のご隠居さんでした。

日本の識字率の高さは当時から世界のトップでしたが、それは寺子屋が数多く存在していたからであり、子どもを教えていたご隠居さんたちの功績に負うところが大きかったというわけです。

江戸時代には、隠居後に優れた仕事を成し遂げた偉人たちが多数輩出したことを忘れるわけにはいきません。

第4章で紹介する伊能忠敬や葛飾北斎、貝原益軒をはじめ、『大日本史』を編纂した水戸黄門（水戸藩主・徳川光圀）や『三河物語』を著した大久保彦左衛門（大久保忠教）などの功績も知られています。彼らはいずれも若いころの志を失うことなく社会のために貢献した偉大な「ご隠居さん」であったのです。

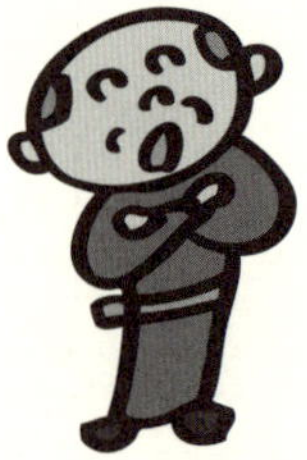

仏教からみた老い——心安らかな老後を生きるための教え

「苦悩としての老い」と「賢さとしての老い」

仏教には、「四苦八苦」という言葉があります。この世のあらゆる苦しみのことであり、人間があらゆる困難を乗り越えるために苦労をすることを意味しています。私たちも困難に遭ったときに「四苦八苦している」といいますが、この人生の「苦」を解決することが、釈迦の教えの原点でした。

四苦とは、「生老病死《しょうろうびょうし》」のことです。

- 生苦——生存することの苦、自分の肉体が意思に反していることの苦。
- 老苦——老いることが苦であること。
- 病苦——病が苦であること。

・死苦――死が苦であること。

そしてこの四苦に次の四苦を加えて八苦といいます。

・愛別離苦《あいべつりく》――愛する者と別れる苦しみ。

・怨憎会苦《えんぞうえく》――嫌いな人とも一緒にいなければならない苦しみ。

・求不得苦《きゅうふえく》――欲しいのに得られない苦しみ。

・五蘊盛苦《ごうんせいく》――肉体と精神の五つの条件の集合が、過剰に燃え盛るための苦しみ。

人間は肉体と意識をもつ存在ですが、生きている以上、意志や理想通りに生きられないという側面を持っています。「苦」は意志に逆らうとか、思い通りにならないという意味もあり、これが人間の苦痛を生みだしています。「老」もまた例外ではなく、人はいつまでも若々しくありたいと願いますが、時が逆行することはなく、老化は刻々と進んでいきます。理想と現実のギャップに人は苦しむのです。逆にいえば、老いることに抵抗して、不老不死のような夢を抱かなければ、苦しむこともないのかもしれません。

大乗仏教・唯識派《ゆいしきは》の基本的な論書『瑜伽師地論《ゆかしじろん》』によると、老いの姿には次の五つの相があるといいます。

①盛色衰退（体力の衰退）

②気力衰退（精神的な衰退）
③諸根衰退（眼や耳など五つの感覚器官の衰退）
④境界衰退（仕事や家族関係など環境の衰退）
⑤寿量衰退（仏の功徳を推し測り、感謝する心の衰退）

ここでも老いは衰退減少とみなされ、肉体的にも精神的にも衰弱し、自我が崩壊していくものとして捉えられています。

このように、仏教では老いを苦悩の一つとして捉える側面がある一方で、賢いものとして捉える見方もあります。

老いというものは人間の意志でどうこうできるものではありませんが、自分の気持ちの持ち方や精神の在り方次第で、老いの苦楽はいかようにも変化しうるものではないでしょうか。

「臨済録」は、唐代の禅僧・臨済義玄の教えを集めたものですが、その中で臨済は自分の晩年の隠退生活を表して次のように言っています。

「松老い雲閒《しず》かにして　曠然《こうねん》として自適す」

老いたる松のように泰然自若として、流れる雲のように悠々と伸びやかに、時間を超越して心のおもむくままに生きる老僧の心境が表れています。あるがままに、今この時を味わって生きることの素晴らしさが伝わってきますが、これぞ老境の身になってこそ得られる心境といえるかもしれません。

釈迦は「今いのちあるは有り難し」（法句経）と説いています。

ただ長く生きて愚かさから抜けられないまま老いを迎えても、あまり幸福な老後とはいえませんが、病気や老いや死をあるがままの現実として捉えた場合には、老いは「仏から与えられた命を生ききるもの」として、肯定的に受けとめることができます。

いずれにしても、老いを惨めなもの、苦しいもの、愚かなものとして捉えるよりも、老いを仏の命として精いっぱい今を充実させて生きることが、現代に生きる私たちに求められている学びとなるのではないでしょうか。

古代人のライフサイクル観に学ぶ
——インドの「四住期《しじゅうき》」と中国の「五行説」

人生の四つの目標と義務＝「四住期」

古代インドの伝統的な社会規範を説く聖典『マヌ法典』には、マヌの伝える伝承や教えに関する規定が記されています。マヌとは世界の創造主ブラフマンの子どもで、人類の始祖とされる神話的な人物です。

ヒンドゥー教の百科全書ともいえるこの『マヌ法典』には、バラモン教徒が生涯のうちに経るべき理想的なライフスタイルとして、人生を次の四つの段階に分ける思想が説かれています。これを「四住期」と呼んでいます。

- 学生期——師のもとで学び、心身を鍛え、成長する時期。
- 家住期——結婚して子どもをつくり、家庭を築いていく時期。

• 林住期――森林に住み、自分と向き合って生きがいを求め、真に自分らしく生きる時期。
• 遊行期――一人旅をしながら、すべてを捨て去って、死を迎える時期。

これら四つの段階は、年とともに順次経過されるべきものとされ、各段階においては厳密な義務が定められています。

このような四住期の考え方は、なぜ生まれたのでしょうか。

古代インドでは、人生には三つの大きな目的があるとされてきました。「ダルマ」(宗教的義務)、「アルタ」(財産)、「カーマ」(性愛)の三つです。この三つの目的を満たしながら結婚して家庭生活を営み、子孫を残すことが理想的な生き方とされていたのです。

一方で、現世の苦悩から解放されて絶対自由の「解脱《げだつ》の境地」に達するためには、瞑想や苦行などを実践することが求められていました。三つの目的を満たしながら、同時に解脱の境地に達するというのは両立が難しく、そのため、人生における四つの段階を設定することで、その実現に近づけようと考えたのです。

この四住期に現代人の年齢をあてはめてみると、次のようになります。

学生期は一三～二五歳ごろ。世間で生きる術を学び、体を鍛え、社会生活に備えて勉学に励む青年期。

家住期は二五～五〇歳ごろ。社会人となって仕事に精を出し、結婚して子どもを産み育てる壮年期。

林住期は五〇〜七五歳ごろ。仕事や社会のしがらみから離れ、じっくりと己の人生を振り返ってみる熟年期。人生にとって最も輝かしい黄金期ともいえます。

遊行期は七五歳以降。人生の最後を充実して生き、死を迎える準備をする老年期。

古代インドでは、この四住期を経て初めて解脱できると考えられてきたのです。

日本人のライフスタイルもこの四住期と重なるところがありますが、林住期の教えのように、一度身に付けたものを捨て去ることは難しく、解脱の境地に至るのは平坦な道のりではないようです。

万物は「木・火・土・金・水」

一方、古代中国にも「五行説」と呼ばれる自然哲学の思想がありました。

五行の「行」は、天のために気をめぐらすという意味で、万物は「木・火・土・金・水」の五種類の元素から成り立っているという世界観です。元素を五つにしたのは、当時中国では木星（歳星）、火星（熒惑）、土星（塡星）、金星（太白星）、水星（辰星）という五つの惑星が観測されていたためだといわれています。

五つの元素は、互いに陽「相生」（相手を生み出していく）と陰「相克」（相手を打ち滅ぼしていく）の関係を持っています。そしてその関係を保ちながら、自然界の中で常に循環してバランスを保ち、美しい地球をつくってきたのです。

「相生《そうじょう》」とは「木が燃えれば火を生み出し、火が尽きれば灰、すなわち土を生じ、土は金（金属）を生み、金属の表面には水を生み」、再び戻って、「水は木を成長させる」という相互の自然の循環の流れです。

反対に「相克《そうこく》」とは、「木は土の中から養分を奪って育ち、土は水を吸収して貯め、水は火を消し、火は金（金属）をとかし、金属は木を割り、切り倒す」という相対関係の法則です。

相生と相克は相反するものではなく、相生と相克が陰陽の気の中に和合するというのが五行説の考えで、人間と関係がある現象と物質を「木・火・土・金・水」の五つの要素に分類して、その相互関係を説明しています。

この五行の関係が自然現象や人事に応用されるようになると、あらゆる分野で「五行の配当」が行われるようになりました。それは無関係に存在している事象が実は相互的に関係し合っていることを理解することです。

たとえば、四季の変化は五行の推移によって起こると考えられ、その配当は方位や時刻、色彩、歳時、はては健康状態など、さまざまな領域に及びます。

五行説では、人生も四季に倣《なら》って考えます。少年期（二〇歳くらいまで）を黒い冬＝玄冬、青年期（二〇歳から）を青い春＝青春、中年期（四〇歳から）を赤い夏＝朱夏、老年期（六〇歳から）を白い秋＝白秋と呼んでいます。

中国のこの五行説はやがて陰陽思想と結びつき、漢の時代に陰陽五行説となって完成しました。日本では六〇三～六〇四（推古一一～一二）年に聖徳太子が冠位十二階と憲法十七条を制定しましたが、それは陰陽五行の思想を強く取り入れたものでした。陰陽五行説はその後、暦学や天文学、占星術などをはじめ、飛鳥時代以降のわが国の政治や経済政策に取り入れられるようになっていったのです。

ちなみに、よく知られている占いの四柱推命は、中国で陰陽五行説を元にして生まれた人の命運を推察する方法です。

老いをめぐる日本の文化——日本人の老後観

天命を知るは五〇歳、六〇歳にして耳にしたがう

還暦とは数え年の六一歳のことで、この歳に干支（十干十二支）がひと回りして、もとの歳に戻ります。「人生五〇年」といわれた江戸時代には、隠居はこの還暦の歳が一応の目安となっていましたが、平均寿命が延びた現在では、還暦といっても老けこむ人はほとんどいません。少し前までは満六〇歳を定年とする企業が一般的でしたが、今では定年を延長して六五歳まで働ける企業が増えてきたようです。

孔子は『論語』（為政第二の四）の中で人生の道のりについて、次のように述べています。

「吾、十有五にして学に志し（志学）

三十にして立ち（而立）

四十にして惑わず（不惑）
五十にして天命を知る（知命）
六十にして耳に従い（耳順）
七十にして心に従いて欲する所矩《のり》をこえず（従心）」

六〇歳で人の意見が素直に聞け、七〇歳になれば、思うままに行動しても道をはずれることはなくなる……これぞ、老境の素晴らしさでしょう。

還暦は、この歳まで生きられたことで、それまで存《なが》らえた命の尊さを考える日であり、何よりも祝福すべき日であったのです。還暦を迎えると、家族や親類縁者が集まって祝宴が開かれ、本人は赤い頭巾を被って赤いチャンチャンコを着て、赤い座布団に座りました。

なぜ赤づくめであったのかというと、赤色には厄を払う呪力があると信じられていたからです。暦が一周して六〇年前に還ったことで、赤ん坊に生まれ変わったと考え、赤ん坊が被るような頭巾を被ったといわれています。

ことわざや文学、映画に描かれた老い

古くから言いならわされたことわざの中にも、老いに関する言葉がたくさん残されていま

す。一例をあげると――

老い木に花咲く――老いた木に花が咲くように、衰えたものがもう一度盛んになることのたとえ。

老いたる馬は道を忘れず――老いた馬は道をよく知っており、迷うことがないことから転じて、高齢者の知恵や経験は生かすべきだという教え。

老いては子に従え――年を取ったら出しゃばったり我を張ったりせずに、何事も子どもに任せて、これに従っていくほうが万事うまくいくということ。

偕老同穴――「偕」は「一緒に」を意味し、「穴」は「墓の穴」を意味する。共に墓に入るというわけで、夫婦仲の良いことのたとえ。仲睦まじい夫婦の関係を結ぶこと。

老いては麒麟も駑馬に劣る――麒麟とはよく走る馬のこと。どんなに優れた才能を持つ人でも、年を取って衰えると、平凡な人にも及ばなくなるというたとえ。

少年老い易く学成り難し――若いころは人生は先が長いと思っているが、すぐに年を取ってしまうもの。だから若いうちから時間を惜しんで学問に励むべきだという戒め。

老婆心――必要以上に心配したり、世話を焼いたりすること。おせっかい。他人に忠告などをするときに、へりくだって言う言葉。

老馬の智――経験の豊富な者は事に当たって判断を誤らないこと。ものにはそれぞれ学ぶべきことがあるというたとえ。
年問わんより世を問え——年齢の多少を問題にするより、それまでその人がどう生きてきたかが問われるべきである。
老いて妬婦《とふ》の功を知る——若いうちは煩わしく思ったこともある妻であるが、年を取ると妻の素晴らしさが分かってくるということ。
老小不定《ろうしょうふじょう》——人の寿命は年齢とは無関係であって、死ぬのは老人が先で、若者が後とは限らないということ。
老驥櫪《きれき》に伏すも志は千里にあり——駿馬は年老いて馬小屋につながれていても、志は失わず千里でも疾走する思いでいること。

老いはまた、日本文学においても魅力あるテーマとして、たくさんの作品に取り上げられています。老年の愛や性、老年期の心理をテーマにした小説など、文学に描かれた「老い」については次のような作品があります。
歌人の川田順（4章参照）は「老いらくの恋」で世間を騒がせましたし、作家の宇野千代（本書4章参照）は老境にあっても恋愛を忘れませんでした。また、瀬戸内寂聴は老いて華やぐ命をテーマに、伊藤整は老年の愛と性のユートピアを描きました。谷崎潤一郎は『瘋癲老人日記』で年老いた舅の恋狂いを、川端康成は『山の音』で老人の死と愛と夢を、五木寛之は仏教をめぐる旅で老境の思索を深め、与謝蕪村は『春風馬堤曲』で、老俳諧師と藪入り娘との道行を描きました。

文学だけではなく日本映画においても、老いはさまざまなかたちでスクリーンに描かれています。たとえば、古い因習に閉ざされた棄老伝説を近代的な個人との相克として描いた『楢山節考《ならやまぶしこう》』(深沢七郎原作)をはじめ、認知症の老人とその家族を描いて、現在の高齢化社会を予見した『恍惚の人』(有吉佐和子原作)、上京した両親と子どもたちや義嫁の交流を通して、普遍的な家族のかたちを問う小津安二郎監督の『東京物語』、死期を宣告された男が本当の生きがいを見出していく黒澤彰監督の『生きる』、老女優が避暑先で過ごすひと夏を通じて、老いや死の意味を問う新藤 兼人監督『午後の遺言状』など、日本映画において「老い」を描いた作品はたくさんあります。

このように「老い」は、人間を描く上での重要なテーマとして、さまざまなジャンルを超えて人びとにその意味を訴えかけているのです。

長寿年齢の呼称——年齢別のおもしろい呼称とその由来

長寿年齢の呼称は年長者への尊敬のあらわれ

江戸時代は、「人生五〇年」といわれていましたが、成人後の寿命は比較的長く、六五歳まで生きた人ならば、あと一〇年ほどの余命があったとされています。江戸時代に長寿を生きた人は、その年齢の節目ごとに年祝いを行いました。こうした長寿の祝いは現在でも引き継がれているものがあります。

江戸時代は、長寿年齢におもしろい異名がつけられていることが多いのですが、中には現代になってつくられたものもあります。ここでは六〇歳からの年齢別の呼称とその由来について、考えてみましょう。なお、年齢はすべて数え年です。

六〇歳　耳順《じじゅん》・丁年《ていねん》・杖郷《じょうきょう》——杖を使うことが許される年齢という意味。

六一歳　還暦《かんれき》——数え年六一歳の呼び方。六〇年で再び生まれた年の干支となることから「暦が還る」の意味。
六四歳　破瓜《はか》——六四歳の男性に使う。
六六歳　緑寿《ろくじゅ》——「緑」が「ろく」と読めることから。日本百貨店協会の提案による。
七〇歳　従心《じゅうしん》・古稀《こき》——杜甫の詩中の句「人生七十古来稀なり」の「古来稀」は長寿の意味。致仕《ちし》——本来出仕の対語。官職を退くこと。老《ろう》・耄《ぼう》・杖国《じゅうこく》——国中で杖を使うことが許される年齢という意味。
七七歳　喜寿《きじゅ》——喜の草書体が「七十七」と見えるところから。「喜の字の祝い」「喜の祝い」ともいわれる長寿の祝い。
八〇歳　傘寿《さんじゅ》——傘の略字が「八十」と見えるところに由来。下寿《かじゅ》・杖朝《じょうちょう》とも。
八一歳　盤寿《ばんじゅ》——将棋の盤の升目が九×九＝八一に由来。半寿《はんじゅ》・漆寿《しつじゅ》とも。
八八歳　米寿《べいじゅ》——「米」の字が「八十八」という文字に分解できることに由来。「米（よね）の祝い」とも呼ばれる長寿の祝い。
九〇歳　卒寿《そつじゅ》——卒の略字「卆」を九十と読むことに由来。九〇歳の別称。星寿《せいじゅ》とも。
九五歳　珍寿《ちんじゅ》——これほどの長寿は珍しいという意味。一一一歳以上をいう場合も。
九九歳　白寿《はくじゅ》——「白」は「百」から「一」を除いた文字であることに由来。中寿《じゅうじゅ》とも。

一〇〇歳　期《き》・上寿《じょうじゅ》。
一〇八歳　茶寿《ちゃじゅ》――「茶」の字を分解すると、二つの十と八十八になることに由来。不枠《ふわく》とも。
一一一歳　皇寿《こうじゅ》――「皇」の字の「白」を「百」に「一」が足りない九十九とし、「王」を分解すると、「一」「十」「一」から成るとして、一と十と一を九十九に足して一一一となることに由来。川寿《せんじゅ》ともいう。
一一九歳　頑寿《がんじゅ》――「頑」の字を分解すると「二、八、百、一、八」となることに由来。
一二〇歳　昔寿《せきじゅ》――「昔」の字を分解すると「廿（20）＋百」となることから。珍寿《ちんじゅ》――これほどの長寿は珍しいということから。大還暦《だいかんれき》――還暦が二回迎えられたことから呼ばれた。一九八五年当時、長寿世界一だといわれていた鹿児島の泉重千代さんが一二〇歳となり、人類史上初の大還暦を迎えた（後に異論が出てギネス記録未公認）。

長寿年齢の異名はこのようにたくさんあります。それは、日本人が年長者を尊敬し、愛情をもって接していることのあらわれではないでしょうか。

「厄年」のいわれ

「厄年」とは、人生の中で不幸や災難が降りかかりやすい年のことで、その年は充分に注意すべきだといわれています。厄年はもともと中国の陰陽道の思想からもたらされたもので、その考え方が一般に広まったのは江戸時代のことです。

江戸時代では、厄年の年齢は男性が数え年で二五歳、四二歳、六一歳、女性が一九歳、三三歳、三七歳でしたが、現在では男性が数え年で二五歳と四二歳、女性は一九歳と三三歳とするのが一般的です。また六一歳を男女共通の厄年とすることもあります。

特に男性では四二歳、女性では三三歳を「大厄」と呼び、その前後の年を「前厄」「後厄」といって恐れ慎む風潮があります。男女の大厄については江戸時代になってから定められたもので、四二を「死に」、三三を「散々」と読んだことからきたものです。

厄年に、はたして科学的な根拠があるかどうかは定かではありませんが、自分の体調や生活を振り返ってみるには良いタイミングといえるのではないでしょうか。男女の厄年を見ていくと、それぞれの年齢が人生の流れの中で心身ともに留意すべき時期と重なっていることが多いようです。

男性の四二歳は人生のほぼ半ばにあたり、このころにさまざまな衰えを自覚して、高血圧や糖尿病、心臓疾患など生活習慣病になるリスクが高まり、また女性の三三歳もこのころに身体の不調や変調をきたすことが多いのです。そう考えると、厄年は、その後の人生を元気で健康的に過ごすことができるよう、心とからだのケアに努めなければいけない年齢だと教えてくれているのです。

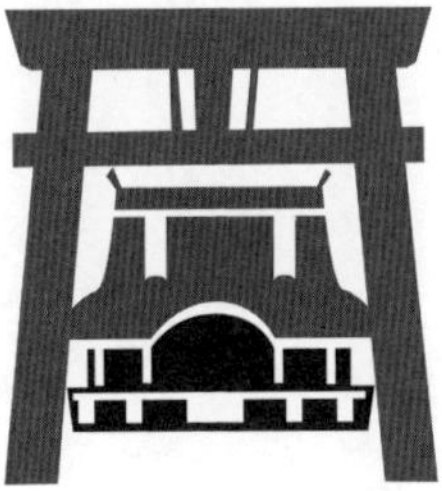

老いを寿ぐ日本の伝統行事——高齢者を敬う伝統文化

長寿を祝うさまざまな儀礼・習俗

長寿を祝う儀礼としては、古来より伝えられてきた算賀《さんが》の儀があります。算賀とは、中国伝来の風習で、年寿を祝賀する行事のこと。算は「年齢」を表し、後世では賀の祝いといいました。奈良時代から行われたとされるこの算賀の儀は、四〇歳から始めて一〇年長ずるごとに催されていました。賀祝が四〇歳から始まったのは、この年が初老の年齢区分とみなされていたからで、平均年齢が低かった平安時代までは、四〇歳が最も多く祝われていた対象であったのです。

ちなみに、駕籠《かご》の使用を許されるのは五〇歳から。養子が許されるのも五〇歳から（五〇歳以降は養子がゆるされないという説もある）です。

江戸時代には、四二歳の厄年や六一歳の還暦、七七歳の喜寿など、長寿を祝う儀式や習慣が地域の風習として根付いていました。四二歳の厄年が長寿を祝う儀礼に上げられているのは、年祝いとの密接な関係を示すものであり、年を経ていくうちに降りかかる厄や穢れを払い、新たな生命が宿る年とされた厄年を年祝いととらえる地域があったからです。

数えで六一歳の還暦後の年祝いは、長寿を祝うという目的がより明確になってきます。還暦という言葉は文字通り「暦が還る」という意味で、干支が一巡してもとの干支に戻ることから「本卦還り」とも呼ばれています。

いずれにしても、日本には伝統的に年長者や長寿者を敬う風習があり、彼らの経験や知恵を尊重してきました。そのため、庶民から武家社会に至るまで「孝」の思想、つまり孝行がなにより大切として、老人扶養の考えが浸透していました。

時代小説に見る二人の隠居老人像

日本の時代小説の中にも隠居した老人を主人公に、その活躍や暮らしぶりを描いた作品があります。そこに描かれた老人は、日本人の老いの理想のイメージを彷彿させる主人公たちがいます。そんな彼らの隠居後の生活がどのようなものであったのか、文学作品から二つ取り上げてみましょう。

藤沢周平には『三屋清左衛門残日録』という短篇があります。主人公の三屋清左衛門は若くして家督を継ぎ、藩の用心にまで上りつめましたが、先代藩主が死去したことで新藩主に隠居を願い出ます。隠居生活は悠々自適のはずでしたが、実際は町奉行が抱える事件やら知人が持ち込んでくるもめ事やらに巻き込まれ、その解決に奔走していきます。

この清左衛門は四九歳で妻を亡くしたこともあって、隠居を決心したのは五二歳の時でした。この小説には最後の方でこのように綴られています。


衰えて死がおとずれるそのときは、おのれをそれまで生かしめたすべてのものに感謝をささげて生を終えればよい。しかし、いよいよ死ぬるそのときまでは、人間はあたえられた命をいとおしみ、力を尽して生き抜かねばならぬ。


作者藤沢周平の死生観がうかがわれて、興味深い一節です。

また、池波正太郎には代表作の一つとして『剣客商売』という小説があります。主人公は無外流の年老いた剣客である秋山小兵衛《こへえ》。この小兵衛は無外流宗家に師事して剣を学び、道場を構えますが、やがて道場を閉鎖して鐘ヶ淵に隠居し、気ままな生活を送っています。

小兵衛は最初の妻お貞との間に大治郎をもうけますが、お貞は大治郎が七歳の時に病気で亡くなり、小兵衛は隠居後に四〇歳も年の離れた孫娘のようなおはると再婚します。この小説で、剣の達人である小兵衛は体は小さいけれど老いてますます盛んな粋な隠居老人として描かれています。悪には敢然と立ち向かい、美味しいものには目がなく、剣客商売というだけあって、世俗的な金や欲、人間の弱さにも目が届く深みのある人物が、江戸を舞台にさまざまな事件に遭遇しながらも大活躍していきます。

小兵衛はこの小説の第一巻で五九歳と設定されていたので、隠居したのはおそらく五〇代後半のことであったのでしょう。どちらの小説も隠居老人が主人公ですが、そこには「老いた人」というイメージはまったくなく、むしろ老後に場を得て大活躍するという点で共通するものがあります。

4章

この人たちに学ぶ老後の生き方

遅めの転機

●六五歳で世界の食文化を変えた男

カーネル・サンダース（一八九〇―一九八〇）

母親を感動させた手作りのパンの味

白髪に白い顎ひげ、蝶ネクタイにメガネをかけ、白いスーツにステッキ姿――。

このお馴染の人形のモデルは、カーネルおじさんことカーネル・サンダース。アメリカ生まれのフライド・チキンの味を世界中に広めた人物です。

二〇代の後半で事業を始めたカーネルの人生は、その後の三十数年間というもの、成功と挫折の繰り返しでした。事業の不振でそれまで経営していたレストランとモーテルを売却し、年金生活もあきらめて無一文になったサンダースが、フランチャイズ方式によるフライド・チキンのビジネスを始めたのは、六五歳になってからのことです。

カーネル・サンダース（本名はハーランド・デビッド・サンダース）は、一八九〇年九月、インディアナ州の南部にあるヘンリービルで三人兄妹の長男として生まれました。サンダースの父は、農業や肉の小売業をして生計を立てていましたが、六歳の時に他界。そのため母親は女手一つで三人の子どもを養っていかねばならず、缶詰工場に働きに出るようになります。サンダースはそんな母親に代わって家事を手伝い、幼い弟妹の面倒を見、料理を作らなければなりませんでした。

七歳になった夏、腹を空かせたサンダースは、初めて一人でライ麦パンを焼いて弟と妹に食べさせたところ、二人はあまりのおいしさに大喜び。このパンを母親にも食べさせたいと考えたサンダースは、母親の働く工場に持っていきます。母親は息子が焼いたパンの出来ばえに驚き、職場の仲間にも食べさせて大絶賛されたのです。

「おいしいものを作れば、みんなが喜んで食べてくれる」。この時にサンダースが受けた食への感動が、その後の「ケンタッキー・フライド・チキン」を興す原点になったのです。

一〇歳になったサンダースは、家計を助けるために農場で働きはじめます。サンダースにとって、これが最初の仕事でした。一二歳になった年に母親は幼なじみの男性と再婚しますが、サンダースはこの義父とそりが合わず、家を飛びだしてしまいます。通っていた中学校をやめるのもこのころで、サンダースには小学校卒業の学歴しかありませんでした。

その後、サンダースは通信教育などで学ぶかたわら、いくつもの職業を転々としながら働き続けました。そしてタイヤのセールスマンをしている時に親しくなった石油会社の支配人から勧められて、ケンタッキー州のニコラスビルでガソリンスタンドを始めたのは二〇代の後半のこと。これがサンダースの実業家としてのスタートでした。

サンダースはどこよりも早く店を開け、夜遅くまで必死に働きました。他の店ではやっていない、お客への献身的なサービスに努めたことで、折からの自動車の大量生産の波にも乗って、商売は順調に進みました。ところがサンダースが三九歳になった一九二九年に悲劇が襲います。突然株価が暴落して大恐慌が始まり、加えて干ばつがやってきたのです。このダブルパンチにより、農民に貸していたガソリン代を回収できずにスタンドはつぶれ、サンダースは財産を失います。

サンダース考案のフライド・チキン誕生

家族のために収入の道を探さなければならなかったサンダースに、今度はケンタッキー州のコービンでまたガソリンスタンドを引き受けてみないかという嬉しい話が舞い込んできます。サンダースは車の往来の激しい国道二五号線沿いで再びガソリンスタンドを開き、心機一転でチャレンジすることにしたのです。

それから、ガソリンスタンドの利用者たちのために、物置を改造して、テーブル一つ、椅子六席だけの小さなレストラン「サンダース・カフェ」をつくりました。それが四〇歳の時でした。

やがてモーテルも併設しました。最愛の息子を病気で亡くすという不幸を乗り越えながら、スタンドは「サービスの良さ」で、カフェは「味」でたちまち評判となります。味の目玉はいうまでもなく、サンダース自ら考案した独特のフライド・チキン。素材の細部までこだわった手作りの味と細やかなサービスで、お客は列をなすほどでした。

一九三五年、四五歳になったサンダースは、ケンタッキー州に大きな貢献をしたことで州知事から「ケンタッキー・カーネル＝名誉大佐」という名誉ある称号を授けられました。

その後、四九歳で圧力釜と出合ったサンダースは、フライド・チキンの出来上がり時間を大幅に短縮できるようになります。そしてさまざまな試行錯誤を繰り返しながら、ついにフライド・チキンのオリジナル・レシピを完成させたのです。それから七五年間、この味は基本的に変わることなく、今日まで受け継がれています。

一九五六年になって、また困った問題が持ち上がりました。それまでケンタッキー州を横断していた国道二五号線に代わる新しいハイウェイがつくられたのです。サンダースの経営する「サンダース・カフェ」は国道二五号線沿いにあったので、人びとは新しいハイウェイを利用するようになり、その結果、「サンダース・カフェ」に立ち寄るお客の数は激減し、カーネルはやむなく七万五千ドルで店を手放したのです。このお金から税金と未払いの代金を支払うと、彼の手元にはほとんどお金は残りませんでした。

無一文から始めたフランチャイズ・ビジネス

隆盛を誇った四〇代、五〇代を経て、六五歳を過ぎたカーネルに残されたものは、フォードの中古車と圧力釜、そして「七つの島から採れた一一種類のハーブとスパイス」で作るフライド・チキンの調理法だけ。それだけが唯一の財産でした。

そこでカーネルは、自分が完成させたフライド・チキンの作り方をほかのレストランに教える代わりに、売れたチキン一つにつき五セントを受け取るというフランチャイズ・ビジネスを思いつきます。カーネルは車の中で寝泊りしながら一〇〇〇軒を超えるレストランを訪ねて歩き、熱心に売り込みを続けました。カーネルの熱意とフライド・チキンの味はやがてレストランの店主たちが認めるところとなり、このビジネスは大成功を収めました。そしてカーネルは七〇歳で、アメリカ最大のチェーン店網を持つケンタッキー・フライド・チキンの経営者にまで上りつめたのです。そして、九〇歳で生涯を終えるまで現役を貫きました。カーネルの波乱に富んだその人生は、世にあまり知られていません。挫折を繰り返しながらも決してくじけることはなく、六五歳という年齢から人生を巻き返し、世界的な企業を興した不屈の人、それがカーネル・サンダースでした。

●七五歳から始めた新しい人生

アンナ・メアリー・ロバートソン・モーゼス（一八六〇—一九六一）

貧しいけれど自然で満ち足りた暮らしがあった

アンナ・メアリー・ロバートソン・モーゼスという長い名前を持った女性をご存じでしょうか。通称グランマ・モーゼス（モーゼスおばあさん）として親しまれるこの女性こそ、七五歳の高齢になって初めて油絵を描きはじめ、アメリカで最も高名なフォークアートの第一人者となった人物です。

アンナ・メアリーは一八六〇年九月に、ニューヨーク州東部のグリニッチに貧しい農民の子どもとして生まれました。

スコットランドとアイルランドの血をひいて生まれた彼女は、当時の大半の子どもたちと同様に、小学校すら満足に通うことができませんでした。緑濃い草原、深い森や山河など大自然が唯一の友だちでした。忙しい父の仕事を手伝い、母からは裁縫を教わり、兄弟や姉妹と池に浮かべる筏を作ったり、また草原を走り回ったり草花を摘んだり。アンナは生涯の最初の一二年間を楽しく幸せに過ごしました。

やがて一二歳になった彼女は、家計を助けるために家を離れ、住み込みのお手伝いとして、近くの農家で働くことになったのです。その農家の夫婦は優しい人で、彼女は実の娘のように可愛がられました。彼女は病弱な夫人の面倒を見、料理や家事、裁縫、家畜の世話まで何でも手伝って、生きるための術を身につけていきます。この住み込みの生活は一五年間に及びました。

一八八七年の秋、二七歳になったアンナは、同じく住み込みで働く農夫の若者、トーマス・サーモン・モーゼスと知り合って結婚します。トーマスはアンナの料理上手なところにひかれ、アンナはトーマスの堅実で控えめなところが気に入ったのです。

二人は南部のヴァージニア州へ移り、農園を借りてバターやジャムを作り、薄切りのじゃがいもを揚げてポテトチップスを作ったりして、酪農を中心とする新生活を始めました。

アンナは見栄えをよくするために、作ったバターを最上の麻のナプキンで包み、新しいブリキのミルクパンに入れ、さらにごぼうの葉でくるみました。夫のトーマスがそのバターを近所の食料品店に持っていくと、店主はバターの味のよさはもちろん、その包装にも惚れ込んだのでしょう、高い値段で買ってくれました。

このころアンナには一〇人の子どもが生まれましたが、不幸なことに育ったのはそのうちの五人だけでした。やがて一九〇五年に二人はニューヨーク州へ戻り、故郷のイーグル・ブリッジに新しい農場を購入します。二人があとにしたヴァージニア州には五つの小さな墓が残りました。

この農場で二人はまた酪農の仕事を始めました。アンナは日の出前に起きて火をおこし、湯を沸かして、鶏に餌を与えてから朝食の準備。トーマスや子どもたちは牛の乳を搾って馬にブラシをかけ、餌を与えてから全員で朝食。それが済むと昼まで畑で働き、昼食が終わると、また日暮れまで仕事に励みました。こんな忙しい毎日を過ごすうちに、子どもたちは成長してやがて結婚し、独立して家を離れていきました。

そして一九二七年一月のこと。夫のトーマスが心臓マヒで突然この世を去ったのです。あとに残されたアンナはその時六六歳。晩年を迎え、慢性のリューマチに悩まされ、ときにはその痛みで眠れぬ夜もあるほどでした。

アンナは夫のいない寂しさを紛らわせるように、孫のために毛糸で描く刺繍絵を作っていました。でも、リューマチの指では針をつかむのが難しくなっていたのです。

そんな時、アンナは、妹のセレスティから絵を描くことをすすめられました。父に似て絵を描くことが好きで、それまでは刺繍絵に励んでいたアンナでしたが、妹のこの提案が、その後のアンナの人生を大きく変えることになったのです。

農婦から絵筆を持ったモーゼスおばあさん

アンナはテント用の布の切れ端をキャンバス代わりにして、床に塗るペンキと使い古しの刷毛で風景画を描いてみることにしました。そして手作りのジャムとともに、各地の農業博覧会に自分で描いたペンキ絵を出品しますが、得意のジャムは入選するものの、肝心の絵の反響はさっぱりでした。

やがて油絵の絵筆とチューブ入りの絵具を手に入れたアンナは、初めてメーソナイト板に油絵を描きはじめます。七五歳になったアンナの新たな挑戦でした。

それから三年後、アンナの絵の委託販売を引き受けたニューヨーク州のあるドラッグストアの前で、エンジニアで美術収集家のルイス・カルドアが足を止め、飾られていた彼女の作品に激しく心を奪われたのです。カルドアはすぐにその作品を購入し、アンナに連絡をとり、もっと絵を描くようにすすめました。

カルドアは、ニューヨーク市の近代美術館で開かれた「現代アメリカ無名画家展」に、自分が購入した彼女の三点の絵を出品します。また、彼女の作品を聖エティエンヌ画廊のニューヨーク支店長、オットー・カリアにも見せました。もともとプリミティブな絵に興味を持っていたカリアは、アンナの作品を一目見て、ユニークなフォークアートとしての才能を見抜き、本物の絵であることを確信したのです。

そしてこれがきっかけで、一九四〇年には聖エティエンヌ画廊で『農婦の描いたもの』と題するアンナの最初の個展が開かれたのです。

グランマ・モーゼスは終生アトリエを持たず、仕事場は寝室の一部でした。コーヒーの空き缶を絵具入れに使い、古い松材のテーブルの上に新聞紙を広げ、その上で畑や牧場で働く農民たちや、のどかな田園風景などを描き続けました。

七五歳で油絵を描きはじめ、一〇一歳で現役の画家として死去するまで、グランマ・モーゼスが生涯に描き上げた作品は約一六〇〇点にものぼります。

一〇一歳の年に最後の作品『虹』を描き上げたグランマ・モーゼス。彼女の人生は、私たちにこう教えてくれます。「何を始めるにしても、人生には遅すぎることはないの。この私だって、油絵を描きはじめたのは七五歳の時からだったのよ」と。

●不屈の魂で偉業を成し遂げた晩年からの人生

伊《い》能《のう》 忠《ただ》敬《たか》（一七四五―一八一八）

始まりは〝地球の大きさを知りたい〟という思い

人生五〇年といわれる江戸時代にあって、五〇歳を過ぎた晩年から日本の国家プロジェクトに単身取り組んだ男がいました。足かけ一七年の歳月をかけて日本全土を踏破し、実測による史上初の正確な日本地図を作った測量学者・伊能忠敬です。

忠敬は、五〇歳の時に長男の景敬に家督を譲り、念願の隠居生活に入ります。これからは第二の人生、自分の夢に生きようと考えた忠敬は、江戸へ出て深川黒江町に居を構えると、好きな暦学（天文学）と測量術を学ぶために、幕府天文方（暦局）の第一人者、高橋至時《よしとき》の門を叩きます。晩学の先駆者忠敬の一大偉業への第一歩でした。

至時は当時三〇歳。忠敬のこの突然の申し出に驚きましたが、忠敬は一九歳も年下であったこの至時に対して、どうか天文を学ばせてほしいと懇願し、頭を下げて頼んだのです。

それまでの伊能忠敬の足跡を少し振り返ってみましょう。

伊能忠敬は一七四五（延享二）年に、上総国山辺郡小関村（現・千葉県山武郡九十九里町）で生まれました。六歳の時に母を亡くし、一〇歳になって婿養子であった父の実家、神保家に引き取られます。このころの忠敬は和算（高等数学）に秀でており、また医学にも強い関心をもって勉学に励んでいました。やがて一八歳の年に下総国佐原村の名家、伊能家へ婿入りすることになります。

伊能家は酒造業や米穀の取引、川船運送など手広く事業を営んでいましたが、忠敬が婿入りした当時は、商売はふるわず家業は傾きかけていました。しかし忠敬は一心不乱に働いて家業に精を出し、合理的な経営を心がけたおかげで、伊能家を立て直すことに成功しました。忠敬は若いころから商人としての才能にも恵まれていたのです。

伊能家の再興を果たした忠敬はやがて村の名主として認められ、氾濫を繰り返す利根川の堤防の修復工事を手がけたり、飢饉で食糧難に陥った難民たちに米を買い与えたりして、私財を投げ打って救済に努めました。忠敬は地域のために尽くすという奉仕の精神も持ち合わせていたのです。忠敬自身も、こうした堤防の修復工事などを通じて、測量の大切さやその面白さにめざめていったのでしょう。

若いころから星を見るのが大好きで、天文に関する書籍を江戸から取り寄せては、家業から解放された夜に、それらの本を読むのを楽しみにしていました。天体観測にも素人らしからぬ熱心さで取り組んでいました。

苦難と挑戦の連続の果てに

至時に弟子入りを許された忠敬は、天文方が「ある難問」を抱えていることを知ります。それは「地球の大きさ」でした。当時、地球が球体であることは分かっていましたが、正確な暦づくりのためには、どうしても地球の大きさを知る必要があったのです。

忠敬は緯度（地球の南北の位置を示す座標）一度の長さが分かれば、それを三六〇倍すれば地球の長さが分かると考えていました。忠敬は手始めに深川の自宅から浅草の天文方まで歩いてその距離を測り、緯度を計測して数字を割りだして、この数値をもとに緯度一度の長さを求めました。そしてこの数値を至時に示したところ、「そんな短い距離では誤差が大きすぎる」と一蹴されてしまったのです。至時は、忠敬に蝦夷地を測量してくるよう勧めました。

当時の蝦夷地では帝政ロシアの圧力が強まりつつあり、幕府としてもその正確な地図が早急に必要であったのです。

幕府から正式に測量の許可が下り、忠敬は一八〇〇（寛政一二）年六月、一五歳になる息子の秀蔵を含め、一行六人で蝦夷地をめざして出発します。

忠敬が五五歳で始めたこの最初の測量の旅は過酷を極め、苦難と挑戦の連続でした。測量器具は初歩的なもので、土地勘もなく、アイヌ人を雇うためアイヌ語を学ぶ必要がありました。忠敬は生来病弱なうえに、咳やおこり（マラリアの一種）などの病も抱えながら、夜は天体観測を続けるこの行程は、まさに壮絶そのもの。一日に歩くこと八里（約三一キロメートル）から一三里（約四八キロメートル）。それが平坦な道ならまだしも、至るところ未踏の大地が続き、測量に同行した門下生の中には、あまりの過酷さに過労死をする者も出たほどです。忠敬自身も難所では草鞋の紐が切れて素足になってしまうこともあったといいます。

江戸から歩くこと一六〇〇キロメートル、一〇〇日以上にわたるこの壮絶な旅は、蝦夷地の東端まで測量することでやっと終わりを告げます。忠敬は大変な苦労の末に、一八〇〇年に『蝦夷地実測図』を完成させたのです。

幕府からこの地図の精度の高さを称賛された忠敬は、今度は東日本全体の地図を作成するよう命令されました。蝦夷地への旅で緯度一度が約一〇八キロと計算した忠敬ですが、この数値にも満足しませんでした。地図の作成こそ天命と考えた忠敬は、今度こそ地球の大きさを正確に測ってみせると、強い決意をもって東日本を測量する旅に出かけたのです。

そして四年後の一八〇四（文化元）年に、「日本東半部沿海地図」となって見事結実します。忠敬は地図の提出から一か月後、その精緻さが認められ、「天文方手伝」として幕臣に登用され、正式に幕府の役人となりました。忠敬六〇歳の時のことです。

伊能忠敬は五六歳から七二歳までの一七年間にわたり、蝦夷地、本州、四国、九州、そして瀬戸内海に浮かぶ五〇〇もの島々に至るまで、自らの足で長い海岸線を実測して歩き通しました。その距離は、奇しくも地球の一周分に匹敵する約四万三七〇〇キロメートルにも及びます。そして数々の測量データをもとに、緯度一度が二八・二里（約一一一キロメートル）という極めて正確な数値を算出したのです。

忠敬の師であった高橋至時が三九歳の若さで病没した後も、七二歳まで測量を続けた忠敬でしたが、一八一八（文政元年）年に、江戸八丁堀の自宅で亡くなりました。享年七四歳でした。

地図の作成はその後、至時の子であった幕府天文方の景保や門弟に引き継がれ、その成果は、忠敬の死後三年経って「大日本沿海輿地全図《だいにほんえんかいよちぜんず》」（二二五枚）と「大日本沿海実測録」（一四巻）となって完成したのです。

忠敬の死は地図の完成まで内密にされました。そして地図が出来上がった時に「忠敬の地図」として、その業績とともに忠敬の死が初めて公表されたのです。

●晩年こそ人生の総仕上げの時期

ジャン＝アンリ・カジミール・ファーブル（一八二三―一九一五）

貧苦の中でも学問への飽くなき探求を

昆虫と植物の生態を克明に観察し、ほとんど独学でその一生を研究に捧げたフランス人の昆虫学者ジャン＝アンリ・ファーブル。貧乏や不幸や苦難など、長い波乱の生涯を生き抜きながらも、生物学史上の金字塔ともいうべきあの有名な『昆虫記』を著しました。

その第一巻を刊行したのは、一八七九年。人生も後半に入ったファーブルが五五歳の時のことです。

ファーブルは一八二三年に南フランスのヴェザン郡にある寒村サン・レオンに生まれました。貧農の子として誕生したファーブルは、弟が生まれた三歳の時に山村にある祖父母の元に預けられました。そこは豊かな自然に囲まれた田舎町で、ファーブルは幼いころから自然に慣れ親しんで育っていったのです。

七歳の時に父母と弟のフレデリックの四人で暮らせるようになったファーブルは、小学校に通い出すと野山を歩き回り、昆虫やザリガニなどの生物を観察したり、小さな化石を集めたりと、自然に対する好奇心にあふれた子どもとして成長していきます。

一〇歳になったファーブルは、都会にあこがれた父とともに一家で町に出ました。父はその町でカフェの経営を始めましたが、やがて父の店が失敗に終わり、ファーブルは一四歳で学校を中退。一五歳の時に一家は離散状態となります。家族から離れたファーブルは、一人で遊園地の屋台の前でレモンを売ったり、鉄道工事の建設作業に従事したりして、懸命に生活費を稼いで生活していました。

その日の生活にも困窮するような貧しさの中にあって、ファーブルはくじけたり絶望したりすることはありませんでした。なによりも、自然への限りない愛と学問への情熱がファーブルを支え、一匹の小さな虫がファーブルの大切な友だちとなっていたのです。

食うや食わずの貧乏のどん底にあったファーブルですが、たえず向上心に燃え、熱心に勉学に励んだ結果、アヴィニョンの師範学校の奨学生試験に一番で合格しました。そこでは、身の回りのスズメバチやキョウチクトウなどを丹念に観察したりして、自然科学に夢中になって取り組みました。

師範学校を首席で卒業したファーブルは一九歳で小学校の教師を務め、それ以降は中学や高校などの教師として、独学で習得した数学や物理を教えるかたわら、生徒たちに自分が興味を抱いた昆虫や植物に関する知識も伝えていったのです。

やがて二一歳で二歳年上のマリー・セザリーヌ・ヴィアーヌと結婚したファーブルは、娘と息子をもうけますが、二人とも幼いころに死去。その後、コルシカ島の大学に進学したファーブルは数学を研究しながらも、さらに昆虫学へと学問を深めていきます。

天職を知ったある論文との出会い

三二歳になったファーブルにとって、昆虫学を天職と決定づける運命が待っていました。著名な昆虫学者レオン・デュフールのフシダカバチに関する論文を読んだことが、そのきっかけです。この論文を読んだファーブルは独自に実地調査を行い、その論文に書かれた内容があまりにずさんであることを確認したのです。以来ファーブルは、自分の一生を賭けて、昆虫の生活史と本能についての研究を極めようと心に決めたのです。

その後、ファーブルは、一八六一年にアヴィニョンに戻って博物館の館長として働き、同時に染料の材料である植物のアカネの研究に没頭したのですが、それには理由がありました。お金がなければ大学の教授にもなれないと馬鹿にされ、財力の無さを痛感していた彼にとって、このアカネの研究は研究資金を稼ぐためにどうしても成し遂げなければならない課題であったのです。そして、ファーブルは、アカネから粉末色素のアリザリンを抽出することに成功し、一時はかなりの財産をつくることができました。この成果で、レジオンドヌール勲章を授与されています。

一八七一年に教職を退いたファーブルは、四八歳になっていました。アヴィニョンでの生活も二〇年に及びました。このころのファーブルは、自然科学の啓蒙書である『子どものための科学の本』などを執筆しています。

ファーブルは一八七九年に住み慣れたアヴィニョンを出て、南フランスのセリニアンに移り住みます。そこでは、それまでの著作と雑誌への寄稿などによる収入を元手に、広さ一ヘクタールもの庭が付いた土地と家を手に入れることができました。

ファーブルは荒れ果てたこの土地を地上の楽園と考え、アルマス（プロヴァンスの言葉で「荒地」という意味）と名付けました。そしてこの土地に、あらゆる種類の草木を取り寄せて植えました。家の前の泉ではカエルたちの合唱が聴こえ、無数の鳥たちは群れをなして楽しそうに飛び回り、なによりもそこには数多くの昆虫たちが棲息していました。ファーブルにとって、このうえない地上の楽園が現出していたのです。

六二歳の時に、最初の妻マリーを病気で失ったファーブルは、六四歳で二三歳の村の娘ジョゼフィーヌと再婚し、その後三人の子どもに恵まれました。

ファーブルはこの自宅の庭を中心に、さらに昆虫の研究に没頭し、『昆虫記』の資料をまとめる作業を進めていきました。そして、ついに一八七九年にその第一巻が完成したのです。

この『昆虫記』が完成する二年前、ファーブルにとって生涯忘れられない悲しい出来事が起こりました。科学と文学の才にあふれ、ファーブルの幼い協力者であった最愛の息子ジュールを病気で亡くしたのです。この息子のために、ファーブルは『昆虫記』の第一巻の巻末に、自分が発見したいくつかのハチの新種にユリウス（ジュールのラテン語名）という学名を付けて掲載し、亡き息子を偲んでいます。

ファーブルは、それまで虫けらと蔑まれていた昆虫に限りない愛を注ぎ、『昆虫記』を通して、私たちに小さな生命の不思議と生態の神秘を分かりやすく伝えてくれました。

ファーブルはその後、約三〇年をかけて精力的に『昆虫記』の執筆を続け、最後の第一〇巻を書き上げたのは、八三歳の時でした。昆虫に対するファーブルの好奇心は老いても衰えることはなく、ファーブルは九一歳の長寿を全うしました。ファーブルは、生涯を通してひたむきに生き、晩年にその集大成ともいえる著作を仕上げていったのです。

不老長寿の秘訣

●現代にも通用する長寿法「養生」の実践者

貝《かい》原《ばら》 益《えき》軒《けん》（一六三〇—一七一四）

逆境の中で培われた学問への探求

江戸時代前期に生きた儒学者であり、本草学者（薬用博物学者）、庶民教育者でもあった貝原益軒。

七一歳で藩士の務めを辞してからは、八五歳で死去するまでの一四年間を全力で著述にあたり、著書は生涯になんと九八部二四七巻に及ぶといわれます。

学問を究め、その学問を人のために役立たせ、また人からも尊敬され、人生をよりよく生きて天寿を全うした見事な生涯でした。

平均寿命が四〇歳にみたなかった江戸時代にあって、誰もがあこがれる「健康にして長寿」という理想の人生を、益軒はいかにして送り、全うすることができたのでしょうか。

貝原益軒は一六三〇（寛永七）年に、福岡城内の東邸で筑前福岡藩士の子どもとして生まれました。六歳の時に母を失ってからは継母によって養育され、その継母も益軒が一三歳の時に病気で亡くなり、当時、父が失職して禄を奪われていたこともあって、幼少時代は不遇な生活を強いられました。

益軒はまた小さいころから体が弱く病気がちでしたが、大変な読書家で、好奇心が強く、物知りでもありました。家が貧しかったため、『平家物語』や『平治物語』『太平記』などを人に借りて夢中で読みふけっていた益軒には、当時の秀才ぶりを示すこんなエピソードがあります。

幼いころ、益軒の家には和算の啓蒙書として普及した『塵劫記《じんこうき》』（数学の入門書）という本がありました。ある時、兄がその本を読もうとして探しましたが見つからず、益軒に尋ねたところ、自分が持っていると答えました。益軒にこの本が読めるはずはないと考えた兄は、ためしに算盤を与えて問題をやらせてみたところ、益軒は問題をみな解いてしまったのです。驚いた兄がこのことを父に話すと、「頭の良い子には早死が多い」といって、父兄とも益軒の将来を案じたといいます。

益軒は兄の影響で儒学や医学への志向を強めていきますが、二一歳の時、どういう理由によるものか二代目藩主の黒田忠之の怒りを買い、以後七年間を浪人の身として過ごすことになるのです。

益軒はこの浪人生活の間、決して絶望することはありませんでした。この苦しい時期にあって、朱子学の書籍を読みあさったり、長崎へ遊学して見聞を広めたり、また医者をめざして勉学に励んだりと、知識を吸収することに努めたのです。そしてこの時期こそ、益軒が後に「民生日用」、つまり「平易な文章で学問をやさしく説いて庶民の生活に役立てる」という学問の姿勢を志す大切な契機となったのです。

養生は人生を楽しむための手段

その後、二七歳になった益軒は学識が認められて、再び福岡藩に出仕を許され、長い浪人生活にやっと終止符を打つことができたのです。

一六六八（寛文八）年、三九歳になった益軒は講学を終えて京都から福岡に戻り、秋月藩士の娘で一七歳の初（後に東軒と号する）という女性と結婚します。

東軒は賢夫人としてよく益軒に仕えましたが、もともと病弱で、結婚後もたびたび大病を重ねました。

六歳で母を亡くした益軒にとって、この病弱な年若い妻の健康を守ることが、終生自分に課せられた重要な使命となったことは想像に難くありません。そして、夫婦ともども病と闘った辛い経験が、益軒に「養生」を強く心がけさせ、それを実践するきっかけともなったのです。

益軒は六〇歳を超えてから主要な著作物を次々に出版します。さらに驚くべきことは、七一歳で藩の仕事をやめてから八五歳で死去するまで、三〇冊近い著作を世に出したことです。益軒の著わした作品をすこし挙げてみても、最晩年の八四歳の時、その死の前年に刊行された最も有名な『養生訓《ようじょうくん》』を始め、七九歳で著わした『大和俗訓』、八〇歳で『大和本草』、八一歳の時の『楽訓』など、数々の膨大な書籍が挙げられます。

また八五歳で死去する直前には『慎思録』と『大疑録』という大著も完成させました。この晩年の益軒の活躍ぶりを見ていると、人間の年齢を超えた知力の熟成というものの偉大さを思わずにはいられません。

人生五〇年といわれた江戸時代前期にあって、益軒のこの驚くべきパワーの源はどこにあったのでしょうか。まず何よりも心身が健康でなければ、大著の執筆もままなりません。益軒は病弱であった幼年期の経験から、「何事も節制に努めること」を学びました。益軒自身は、長生きをするために養生したのではないでしょう。夫人の健康を守るため、そして、書物を著わすという志を達成するために、日ごろから体力と気力を養い、健康に配慮して、養生に努めたのでしょう。その結果として、長寿を得ることができたのです。

書を読むことを楽しみ、良き友と交わることを楽しみ、旅をすることを楽しみ、音楽を奏でることを楽しみ、酒食を楽しみ、そして書物を著わすことを楽しむ……。益軒はその生涯を通じて何よりも生きる楽しみを追い求めた人物でした。

人生を長く楽しんで生きる術、そのキーワードが「養生」だったのです。

●酒を嗜まない健康法で、七五歳まで生きた戦国大名

毛利《もうり》 元就《もとなり》（一四九七―一五七一）

小領主から一代にして中国地方を支配する大名にのし上がる

下克上が盛んだった戦国時代、安芸国《あきのくに》（現・広島県）の国人領主《こくじんりょうしゅ》（農民層を直接支配していた在地の領主）から、中国地方のほぼ全域を支配する大名にまでのし上がった毛利元就は、戦

場で戦うよりは、実戦以前の謀略を得意としました。実生活では酒を飲まず、現代であればかなりの高齢に相当する七五歳まで生きたのです。

元就は一四九七（明応六）年に父・弘元の次男として生まれ、幼名を松寿丸といいました。五歳の時に母が病没、一〇歳の時に父が「酒毒」（アルコール中毒）により、享年三九歳にして死去。家督を譲られた四歳年上の兄・興元も酒毒により二四歳の若さで亡くなります。実は祖父・豊元も三三歳で酒のために亡くなっていて、親族をことごとく酒で失った元就は、酒を飲まず、下戸として健康管理に努めて長寿を得たといいます。

元就は当初、兄の子である甥の幸松丸を後見しますが、その甥もわずか九歳で没したため、一五二三（大永三）年、安芸高田郡吉田の国人領主として郡山城主となります。

当時の西国一の勢力は周防・長門の両国（山口県）を中心に北九州と中国地方西部に支配を広げていた大内氏で、これに出雲国（島根県）を中心に中国地方東部に大きな領国を築きあげた尼子氏が対抗していました。両家が対立する状況のもと、元就は当初、尼子氏の勢力下にありましたが、一五二五（大永五）年に大内氏へと乗りかえます。

一五四〇（天文九）年には尼子氏の大軍に郡山城を包囲されますが、籠城戦のすえ大内氏の援軍を得て、翌年にこれを撃退しました。

やがて大内・尼子の両勢力が安芸から退くと、次男の元春を吉川家に、三男の隆景を小早川家に養子として送り込んで、それぞれの家を相続させます。いずれも安芸の名門であり、こうして元就は安芸の地盤を固めていきます。

一五五一（天文二〇）年、大内氏の重臣である陶晴賢《すえはるかた》が反乱を起こして主君の義隆を倒すと、元就は安芸・備後に支配を広げ、以後、大内氏は急速に衰退します。やがて元就は一五五五（弘治元）年に「厳島《いつくしま》（広島県）の戦い」で晴賢を破り、周防・長門を手中に収めました。五九歳の時のこの厳島の戦いが、四、五万石だった所領を一二〇万石へと増やす飛躍の契機となりました。この点、元就は晩成の戦国大名だったといえるでしょう。さらに一五六六（永禄九）年には出雲富田城を陥落させ尼子氏を滅ぼします。こうして元就は一代にして、小領主から中国地方一帯を支配する戦国大名へと成長していくのです。

謀略こそが勝利への唯一の道

元就は、当時の野戦に二百数十回も出たといわれますが、戦で命を落とすことはありませんでした。自ら刀や槍をふるって活躍する武将ではなく、敵を謀略に陥れることが得意で、徹底した謀略戦を重ねてのし上がっていったのです。元就が嫡男の隆元に教えた言葉が『毛利家文書』に残っています。

「戦に計略をたくらまない者は、もってのほかである」「ひとえにひとえに、武略、計略、調略のみである」「はかりごと多きものは勝ち、少なきものは必ず負ける」。つまり、元就にとって、謀略こそが勝利への唯一の道だったのです。

戦に臨むにあたっては、事前に間者を敵国に放ち、諜報活動によって優位に立つことを常に心がけました。また、敵方の間者が毛利家にもぐり込んだ場合には、気づいてもこれを排除せず、この間者を通して間違った情報を流して敵を欺き、戦いを勝利に導くというのも得意のパターンでした。

先にふれた厳島の戦いが好例です。二万の大軍を率いる陶晴賢を四千の小勢で破るには狭い場所で戦うしかないと考えた元就は、敵をおびき寄せるおとりの城として厳島の要害山（標高三〇メートル）に宮尾城を築き、毛利にとって大切な場所であるかのように見せかけました。

そして、元就は家臣を偽の内通者として敵方に送り込み、「戦いが起こって元就が厳島へ赴いている間に、私が反逆して郡山城を攻め取る」と誓わせてみたり、晴賢の耳に届くよう間者を使って「元就が宮尾城の築城を悔やんでいる」との噂を広めるなどのさまざまな手を使って陶軍をおびき寄せました。

その結果、陶軍は狭い海辺、毛利軍は山上に陣取ったため、陶軍はすぐに身動きがとれなくなり大敗北をきっしたのです。

元就は地位や所領などの報酬をエサに敵方に内通者をつくり、主人の首を取らせたり、城内へ手引きをさせたりして、首尾よく目的を果たすと、内通者を「主人を殺した犬」「主人を裏切った不埒者」と称して殺すような、残忍な謀殺も数多く行ってきました。

さて、このように残忍な面を持つ元就ですが、子や孫にあてた親心あふれる諭しの言葉はよく知られています。

代表的なのが「三矢の教え」です。一本の矢は折れやすいけれど、三本を束ねた矢は折れにくいというたとえ話で、晩年に病に伏していた元就が隆元、元春、隆景の兄弟が力を合わせて毛利家を盛り上げるように諭したものとして、第二次世界大戦前に使用された我が国の国定教科書にも載せられた有名な言葉です。しかし、この話は事実ではなく、六〇歳を超えた元就が三人の息子にあてて書いた自筆書状、一四条からなる「三子教訓状」をもとにした作り話ともいわれています。

また、隆元の息子で孫の輝元が酒を飲み始めたころには、母親への手紙で孫をこう気遣っています。「小さな椀に一杯か二杯飲むのならいい。しかし中の椀に二杯飲むようであれば、輝元は飲めると他の者が思い、強く勧めるようになる。冷や汁椀に一、二杯以上は飲まぬように、よく言い聞かせてほしい」。さらに祖父、父、兄が酒で早死したことをあげ、「私がこのように長生きしているのは下戸だからで、酒さえ飲まねば七〇歳、八〇歳までも丈夫だろう。めでたいことではないか」と。

その思いをしっかり受け止めたからでしょう、輝元も七三歳まで生きることになります。元就は一五七一（元亀二）年、周防や出雲に相次いで侵入した敵に対する輝元らの平定戦を見守りながら、七五歳で郡山城に病没しました。

●飽くなき創作意欲で長寿を全うした
葛飾《かつしか》 北斎《ほくさい》（一七六〇―一八四九）

一一〇歳まで生きて、もっと究めたいという思い

江戸後期、『富嶽《ふがく》三十六景』をはじめ、花鳥、山水、人物、神仙、婦女など、あらゆる画題を縦横無尽に描いた浮世絵師、葛飾北斎。世界でもっとも有名な日本人画家であるとともに、平均寿命五〇歳ともいわれる時代に、ひたすら絵を描くことだけを考えて九〇歳まで生き、生涯現役を貫いたことでも知られています。

北斎は一七六〇（宝暦一〇）年、江戸本所割下水（現在の両国国技館がある場所）に生まれ、六歳ごろから好んで絵を描きました。一九歳の時、浮世絵師としての道を歩みだし、勝川春朗の画号で役者絵や黄表紙（絵を主とした小説本）の挿絵などを手がけます。

北斎の画号を初めて用いたのは三八歳の時のこと。四〇歳代後半から五〇歳代前半にかけて、当時流行していた曲亭馬琴などの読本《よみほん》（伝奇小説）の挿絵により、一躍人気絵師となりました。

五四歳の時に出版した絵手本『北斎漫画』は、一八七八（明治一一）年までに全一五編が発行され、後にヨーロッパの画家にも大きな影響を与えることになります。そして七〇歳代前半で、北斎の名を世界に広めることになった代表作『富嶽三十六景』を刊行しました。

七五歳の時に刊行した『富嶽百景』のあとがきに、北斎は次のように書いています。

「五〇歳のころから数多くの絵を描いてきたけれど、七〇歳前に描いた絵は取るに足るものではない。七三歳で、鳥獣虫魚の骨格や草木の生長するありさまをいくらか悟ることができた。八六歳には悟りをさらに深め、九〇歳になればなお奥義をきわめ、一〇〇歳には神妙の域に達しているはず。一一〇歳を超えて描く一点は本質をとらえて一つの生命を得たかのようなものになろう。長寿の神には私の言葉がでたらめではないことを見届けていただきたいものだ」と。

八〇歳や九〇歳まで生きられるか分からない七五歳の北斎が、一一〇歳を過ぎてまでの自分の芸術の深まりを見据え、こう気を吐いているのです。絵師としてすでに名をなしているにもかかわらず、さらなる高みにまで画業を極めるために、なんとしても長生きをしなければならない。その思いは生への執着といえばそうですが、なにか清々しいまでの使命感があふれています。

生きてもっと仕事したいという願いは、健康への関心を高めます。北斎は酒も煙草もやらず、質素な暮らしを貫きました。ストレスを解消するためには川柳を詠んだといいます。また、中国の医書を参考にして、龍眼肉や焼酎などを材料に、自ら「長寿薬」も調合していました。

引っ越し九三回、改号三〇回の理由

北斎はよく奇人と評されますが、その理由の一つが引っ越しの多さです。生涯のほとんどを狭い貸家で暮らした北斎は、九〇歳までに九三回の引っ越しをしています。ひたすら絵を描くことだけに集中し、日常生活には頓着しませんでした。身なりは粗末な藍染めの木綿を着た切り雀で、家には食器すらろくに備えておらず、食事は出前を取ったり近所の家に頼んだりでした。掃除もほとんどせずに、家の中にゴミがたまり、悪臭を放つようになると、絵を描くためのよりよい環境を求めて引っ越すのです。

北斎は二度、妻を迎え、先妻との間に一男二女を、後妻とも一男二女をもうけました。晩年の北斎は、このうち「応為」の画号で絵師として活躍した三女のお栄と暮らしましたが、お栄も父に似てずぼらなほど生活に頓着しなかったため、引っ越しのパターンは変わらなかったようです。

北斎が画号を生涯で三〇回以上、改号したというエピソードもよく知られています。「北斎」の画号が用いられたのは五〇歳を迎えるまでで、五一歳からは「戴斗《たいと》」、六一歳からは「為一《いいつ》」の号を用いました。このように頻繁に改号したのはなぜでしょうか。号を新しくするたびに古い号を弟子に譲り、その時に礼金を受けとることができたので、金に困ると改号をしたという説もあります。

とはいえ、常に創作意欲にあふれ、絵師として極意を極めようとしていた北斎です。改号をするたびに一からの出直しを図り、新たなチャレンジを続けていこうとしていたのではないでしょうか。引っ越しにしても同様で、住まいを移ることにより気持ちを切り替え、新しい場所で仕事への意欲を高めていたと考えることができます。この二つのエピソードには通底する動機があったのではないでしょうか。

晩年の北斎は、壮年期に用いた号「画狂老人」と川柳の号としていた「卍《まんじ》」を合わせて「画狂老人卍」という画号を用いました。浅草にある墓にもこの号が刻まれていて、北斎の絵に対する執念の凄まじさを感じさせます。

老いてなお健康で元気な北斎は八〇歳代に入っても房総方面への旅を楽しみ、八五歳のころまで何度か信州の小布施《おぶせ》まで旅をしています。当時の交通事情を考えれば、この歳での江戸－信州間の旅は楽なものではなかったはずですが、北斎の健脚ぶりを知らしめるエピソードといえるでしょう。信州では弟子の家に滞在し、祭り屋台の天井画や岩松院の天井画の下絵や、多くの肉筆画などを描き、旺盛な画作を続けます。

八九歳の時、浅草聖天町の遍照院（現在の浅草六丁目）が境内に建て、貸し出していた「隠し町」と呼ばれる長屋に移りました。なおも創作意欲は衰えず、九〇歳になっても『雨中の虎』などの肉筆画を描きました。

しかし、高齢による肉体の衰弱から逃れることはできず、九〇歳の北斎は風邪をこじらせ床につきます。病は医者の手にも負えず、一八四九（嘉永二）年四月一八日、北斎はこの長屋で亡くなります。

死の間際、北斎は大きなため息をついて「天がもし、私にあと一〇年、長生きをさせてくれれば、いや、あと五年、命をもたせてくれれば、本物の絵師になることができたのに」と嘆いたといいます。

死ぬまで芸術家としての精進と、それゆえに長寿に対する執念を捨てなかった北斎。辞世の句は「人魂でゆく気散じや夏の原」。死んだあとは人魂となって夏の野原へ気晴らしに飛んでいこう、という意味です。

晩年も波乱のドラマ

●相場に賭けた九五年の修羅の人生

是川《これかわ》 銀蔵《ぎんぞう》（一八九七―一九九二）

貧窮の中、心の支えは「天下取り」の夢

「最後の相場師」とも「怪物投資家」とも称される是川銀蔵は、生き馬の目を抜く証券業界を舞台に、己の力だけを頼りに、数々の修羅場をくぐり抜けてきた稀代の勝負師でした。

是川銀蔵は一九九二（平成四）年に、九五歳の高齢でこの世を去りました。晩年に至っても相場師としての人生は成功と失敗の繰り返しで、まさに天国と地獄の波乱の連続。「七転び八起きじゃとても足らん」というほど浮き沈みの激しい生涯でした。

是川銀蔵は一八九七（明治三〇）年に、兵庫県赤穂市の貧しい漁師の七人兄弟の末っ子として生まれました。家は地元では有名な旧家でしたが、明治維新で没落。一家は是川が三歳

の時に神戸へ移り住み、両親はそこで細々と鮮魚商を営みはじめました。

貧乏なうえに子だくさんの家庭なので、生活は困窮を極め、家賃の支払いにも汲々とするありさま。大家から何度も立ち退きを要求されるたびに頭を下げて詫びていた親の姿を見て、是川は悔しさをこらえながら、「貧乏はいやだ。大きくなったら何としても金儲けをして親孝行をするんだ」と、子ども心に強く決心したのです。

尋常小学校を卒業した是川は、家計を助けるため、一四歳で神戸の貿易商会に丁稚奉公に出ます。そこで是川は誰よりも熱心に業務に励むかたわら、夜学にも通い、帰ってくると寝る間も惜しんで算盤や簿記、会計など、必死になって勉強を続けました。

そんな辛い日々の中、是川の唯一の楽しみは、新聞の連載小説『太閤記』を読むことだったといいます。水呑み百姓の小倅として生まれた木下藤吉郎がやがて豊臣秀吉となって天下を統一するその生きざまに自らの境遇をダブらせ、将来に夢を馳せていたのでしょうか。

是川が初めて株式投資に手を出したのは一九三一（昭和六）年のこと。三四歳という、株式市場へはやや遅いデビューでしたが、妻がやっと工面して集めた七〇円を元手に大阪の株式取引所で投資を始め、年末までに百倍の利益を上げたのです。

幸先の良いスタートといえなくもありませんが、是川は実はそれまでに何度も倒産の憂き目にあっているのです。一九一四（大正三）年には中国の青島で、一厘銭を溶かしてインゴット（延べ棒）に鋳造する商売で大金を稼ぎ出しましたが、第一次世界大戦の戦乱に巻き込まれて鋳造工場は倒産。是川は無一文になり、裸一貫で日本に引き揚げてきました。

身一つで相場の世界へ

是川はその後、大阪で鉄ブローカーをしながら二一歳で伸鉄《しんてつ》工場を造り、経営を始めました。翌年には亜鉛メッキ工場を買収して二社を統合し、大阪伸鉄亜鉛メッキ会社を設立、二六〇人もの従業員を使うほどになります。

是川が大きなチャンスをつかんだのは、一九二三（大正一二）年に起きた関東大震災の時です。是川はこの機に乗じて社員たちにトタン板やブリキ板、クギを買えるだけ買ってくるよう言いつけたのです。震災の復興で、やがてバラック小屋が必要になるとにらんだ是川のこの一瞬の判断が、結果的に巨利をもたらすことになったのです。

しかし一九二七（昭和二）年に入ると、昭和金融大恐慌のあおりを受けて取引銀行が倒産し、それまで順調に経営を続けていた大阪伸鉄亜鉛メッキ会社も倒産、会社を手放す羽目に陥ったのです。是川は予期せぬ経済恐慌で極貧生活を余儀なくされますが、この失意の時期を決して無駄にすることはありませんでした。

それからの三年間、是川は大阪の図書館へ通いつめ、あらゆる専門書をむさぼり読み、独学で世界経済の分析に取り組んだのです。この経験から是川は「資本主義は崩壊せず」との確信を得、株式相場がその経済変動と密接に関わっていることをつかんだのです。

そんな是川ですが、一九三八（昭和一三）年からは二〇年以上にわたり、株式投資を中断していました。その間、朝鮮半島で是川鉱業を設立して鉄工所や鉱山を経営し、戦後は日本に帰国して米の二期作や綿花栽培の研究に携わっていたからです。

その後、株式取引を再開したのは一九六〇（昭和三五）年のこと。池田内閣が誕生したこの年、「国民所得倍増計画」が発表されたのです。これからは急激なインフレが起きて、工業地域が誘致され、そのために地価は必ず暴騰するだろうと予測した是川は、株式投資を進める一方で、土地投資にも乗り出しました。

ベッドタウンの建設を見越した是川は、大阪近郊にある未開発の広大な丘陵地帯に目をつけました。そして数十万坪もの土地を購入したのです。

相場師としての是川の勘は見事に当たりました。大阪府はその後、是川の買った丘陵地帯にあるその土地に「泉北ニュータウン」を建設すると発表したのです。是川はすぐにその土地を売却し、一挙に三億円もの巨利を得たのです。ニュータウンの建設計画の情報をいち早くつかみ、誰もが予想もしない水面下で安値で買収し、じっと値上がりを待つという、是川の辛抱強いしたたかな投資戦略がここにも見てとれます。

是川はこの金を元手に、株式投資にすべてを賭けてみようと決意します。土地売却で得たこの三億円は、その後、何度かの仕手戦に投入され、それらがことごとく的中して、またたく間に六億円にまで膨れ上がりました。

是川が相場師として一躍有名になったのは七九歳の時。この歳で大勝負に打って出たのです。六億円に増えた元手のうち、三億円を日本セメント株へ投資し、セメントの需要増を追い風にして仕手戦で勝利を収め、翌年には三〇億円という巨額な儲けを稼ぎ出しました。

これ以後、是川は同和興業株や住友金属鉱山株、本田技研工業株など、いずれも証券史上に残る大きな仕手戦を次々と演じてきました。ひと相場で二〇〇億円もの巨利を得ることもあれば、二日違いで四五億円もの大損を出したこともある是川の激烈な相場人生。

是川は自伝でいみじくも「私は実際、今でもすっからかん。財産も何も残ってはいない」と述べているように、株で勇名を馳せたものの、億万長者とは成りえなかったらしく、その人生は晩年まで波乱に満ちたものでした。

「禍福は糾える縄のごとし」といいますが、最後まで現役を通し、終世ジェットコースターのような激動の人生を生き抜いた是川銀蔵。老いとは無縁であるように思われたその人生においても、是川の禍福への思いとはどのようなものだったのでしょうか。

●一〇〇歳で素晴らしい水中映画を撮った女流監督

レニ・リーフェンシュタール（一九〇二―二〇〇三）

美貌の女優から映画監督への華麗な転身

世界初の女流映画監督として、また女優や写真家として優れた業績を残し、その名声を不動のものとしたレニ・リーフェンシュタール。

人生の前半では、女優として華麗なる映画デビューを果たし、ヒトラーに才能を見出されて、究極の映像美を追求し、監督として名声を博しました。しかし、それゆえに戦後は世界から断罪され、中年時代は失意のどん底を彷徨いました。

ところが、レニ・リーフェンシュタールはこれで終わりませんでした。七〇歳を過ぎてから一〇〇歳まで、卓越した芸術家として、また自立した一人の女性としても、その活躍は目を見張るものがあります。

数奇な運命に翻弄されながら、毀誉褒貶相半ばする人物として二〇〇三年に一〇一歳で死去した彼女の生涯は、まさに波乱に満ちた一大ドラマだったといえるでしょう。

リーフェンシュタールは一九〇二年八月にベルリンの裕福な家庭に生まれました。最初の子どもとして生を享けた彼女は、三歳年下の従順で内気な弟ハインツとは対照的に、スポーツ好きの活発な少女として育ちました。幼いころから絵画に才能を発揮する一方、バレリーナとして舞踊学校に通い、モダンダンスを学びました。

そして一九二三年にソロとしてデビューを果たしてからは、ドイツを代表するスターとして将来を嘱望されましたが、翌年に膝を負傷し、やむなくダンサーとしての活動を断念することになります。そのころ、アーノルド・ファンク監督の山岳映画に強く魅せられた彼女は、何としても彼の映画に出演したいと熱望して自ら交渉し、一九二六年の映画『聖山』で、映画界でのキャリアを主演女優として開始したのです。

一つの目標を持ったら、その前にいかなる障害や困難が立ちはだかろうと、それを克服し、自分の夢を実現させるという激しい気性と強靭な意志は、このころすでに彼女の中に芽生えていたものでしょう。

その後、『大いなる跳躍』や『モンブランの嵐』などファンク映画での主演が続き、一九三二年にはイタリアのドロミテ地方の山岳伝説をテーマにした映画『青の光』で初めて監督を務め、神秘的な山の娘ユンタ役でヒロインを演じることになったのです。リーフェンシュタールは、この映画で自らの映像美と芸術様式を発見するに至りました。

リーフェンシュタールが権力の座を目前にしたヒトラーと初めて出会ったのは、三〇歳の時。『青の光』がベルリンで封切られたのと同じ一九三二年のことです。

銀行の破綻や金融恐慌など世相が急速に悪化する中、『わが闘争』を読んでヒトラーに興味を抱いた彼女は集会に出かけ、そこでヒトラーの演説を聞いて深く感動し、「稲妻に撃たれた」かのように、ヒトラーに惹かれていきます。

彼女はヒトラーに宛て、「あなたと知り合いになれたら嬉しい」という主旨の手紙を書きました。映画好きのヒトラーと会った彼女は、『青の光』を見て感銘を受けたことを聞かされ、「我々が権力を獲得したら、私の映画を撮ってもらいたい」と言われました。

やがて総統の座についたヒトラーは、一九三三年に開催されたナチ党大会の記録映画の製作をリーフェンシュタールに依頼しました。彼女が監督としてナチ党大会を撮ったこの記録映画『信念の勝利』は、映像によってナチズム神話が初めて公に提示されたものであり、党を称揚し、イメージとしてのヒトラーの力を美化したものとなりました。

この映画は、国威を発揚させるプロパガンダの手段として、皮肉にも彼女の最大の功績となったのです。彼女はその後、『意志の勝利』『自由の日』という二本の映画を完成させました。『信念の勝利』を含め、この三本の作品はニュルンベルク三部作と呼ばれています。

そして、一九三六年のベルリン・オリンピックを題材とした『オリンピア』（第一部「民族の祭典」、第二部「美の祭典」）は、望遠レンズを使った稀有な映像技術と卓越した映像センスで数々の賞を受賞し、彼女はドキュメンタリー映画史上の金字塔を打ち立てたのです。

傑出した技法を駆使する映画監督としてその地位を確立したリーフェンシュタールですが、やがて彼女にも不遇の時代がやってきます。

戦後の苦難と写真家としての復活

第二次世界大戦でドイツが敗戦すると、リーフェンシュタールはナチとの強い協力関係を問われてフランスで捕らえられ、一九四五年に戦犯容疑で逮捕、投獄されます。

四年間におよぶ逮捕・釈放、精神病院への収容・退院を繰り返しながら、最後にはナチの構成員ではなかったとの判決を獲得し、晴れて自由の身になったのは一九四八年のこと。

戦後、彼女に政治的な責任が問われることはなかったものの、「ヒトラーの愛人」とか「ナチの協力者」といった激しい非難を受け、社会は彼女の道義的責任を追及することをやめませんでした。政治的な誹謗や私的な中傷はますますひどくなり、仕事を失った彼女はアルコール中毒やうつ病など、病を抱えながら、どん底の生活にあえいでいたのです。

そんな失意の日々を過ごすリーフェンシュタールでしたが、持ち前の才能と「過剰なまでの」意志のたくましさを失うことはなかったようです。その情熱を傾けるに値する新たな美の世界を発見したのです。この晩年の活躍こそ彼女の真骨頂といえるでしょう。

七一歳になった彼女は、写真家として原始の裸体美をとどめていたアフリカのヌバ族を被写体にすることで、再び世界的な評価を得ることに成功したのです。飽くことなき映像のテーマはヌバ族だけではなく、水中の世界にも深く魅了されていきました。

リーフェンシュタールは七〇歳を過ぎてから、自分の年齢を五一歳だと二〇歳も若く偽って潜水のライセンスを取得しました。そして幻想的な海中の世界を撮影し、その成果は七六歳で写真集『サンゴの庭』となって結実したのです。

一〇〇歳を迎えてなお海中の神秘を追い求めた芸術家レニ・リーフェンシュタール。

終生「ナチの美的イメージ」がつきまとい、その芸術はナチの宣伝であると厳しく断罪する者、いや彼女の映像は圧倒的な力と非凡な才能によるものだと称える者。レニ・リーフェンシュタールという女性への評価は真っ二つに分かれます。

二〇世紀とほぼ歩みを一つにして生涯を生き、芸術と政治の狭間で悩み苦しんだリーフェンシュタールについて、何よりも忘れてはならないのは、彼女の作品が今日でも根強く支持され、その芸術性が人びとに深い感銘を与えているという事実なのです。

●劇的な成功を遂げた男に待つ波乱の晩年

ハインリッヒ・シュリーマン（一八二二―一八九〇）

子どものころの感銘がその後の豊かな人生に

人間、何がきっかけで後世に名を残すようになるか分からないものです。幼いころに父親から聞かされた物語に生涯ロマンを抱き続け、やがて五一歳になって古代遺跡の発掘に成功したドイツの考古学者ハインリッヒ・シュリーマン。自らが人生を切り拓き、後半生を成功に導いたシュリーマンは、その足跡を見るにつけ傑出した人物だったといえます。

シュリーマンは一八二二年一月に、北ドイツのメクレンブルクにある小さな町で生まれました。父エルンストはこの町のプロテスタントの牧師でしたが、生活は決して豊かではありませんでした。シュリーマンが生まれた翌年に、家族は他の村へ引っ越しますが、この土地で過ごした幼少期の八年間が、その後のシュリーマンの人生を決定づけたといえるのかもしれません。

この村には数々の言い伝えが残されていました。その言い伝えの一つに、ある盗賊騎士の墓からは黒い絹の靴下をはいた左脚が生えて出てくるという話がありました。この話を聞いたシュリーマンは、父親に墓を掘り返して、それが本当かどうか確かめてみたいと頼んだほどです。シュリーマンの神秘的なものや不思議なものを好む風変わりな傾向は、この時期に培われたものかもしれません。

古代の歴史に大変興味を持っていた父親は、シュリーマンが八歳になろうとしていたとき、クリスマス・プレゼントに『子どものための世界史』という本を贈りました。その本の中には、父親が話してくれたトロイア戦争の物語が挿絵とともに載っていたのです。

炎上するトロイアの都やその巨大な城壁など、初めて見る挿絵にシュリーマンは大変興奮し、特にアイネイアスが背中に父を負い、子どもの手を引いて焼け落ちるトロイアから脱出する場面を描いた挿絵に胸を躍らせます。そしてこの時に、トロイアの都の実在を信じ、いつかトロイアを発掘しようという壮大な夢を持ったのです。

シュリーマンは貧しい家計を助けるために、一四歳で食料品を扱う小さな雑貨店で見習いとして働きはじめます。勉学にあてる時間などなく、朝の五時から夜は一一時まで働きづめの生活の中、暖をとるための毛布を手に入れるために、たった一枚の上着を売らなければならないほどの窮乏ぶりでした。シュリーマンは一九歳でこの雑貨店をやめて、今度は小さな帆船のボーイとしての仕事につきました。この船はベネズエラに向かっていましたが、途中で難破してしまい、運よく一命をとりとめたシュリーマンは、オランダ領の島に流れ着きました。無一文のシュリーマンは、困窮を極めたドイツには帰らずにこのオランダにとどまることにしました。シュリーマンはここでプロイセン総領事の世話で、事務所の給仕として働くことができたのです。

新しい職場でのシュリーマンの仕事は、印を押してもらった手形を町で現金化したり、手紙を郵便局で受け渡したりする単調な作業です。薄給で働くシュリーマンにとって、こうした機械的な仕事は好都合でした。何よりも今までおろそかにしていた語学の勉強に没頭する時間をつくることができたからです。シュリーマンは貧乏に耐えながら一心不乱に語学の習得に励み、最終的にはなんと一八か国語の語学力を持つまでに至りました。

二二歳になったシュリーマンは事務所をやめて、ある商会の事務所に就職します。ここでの仕事は通信係兼簿記係ですが、商才にたけていたシュリーマンは次々と商談をまとめていきました。二年後、二四歳になったシュリーマンは商売と語学の才能を買われ、商会主の代理人としてロシアのペテルスブルクに派遣されるまでになります。そして幸運なことに、この代理業務で青色染料のインド藍を商材に取引を行い、巨万の富を築き上げたのです。一八五四年にクリミア戦争が勃発すると、シュリーマンはロシア軍に物資を売ったり、その後、ゴールドラッシュにわくアメリカで高利貸しをしたりして、さらに財産を増やしていきます。

やがてクリミア戦争も終結し、長男も誕生したシュリーマンは、ギリシア語を学びはじめます。そして四一歳の時に商売をやめ、子どものころからの夢であったトロイアの遺跡を発掘するための調査に入っていきます。いよいよ夢の実現へ向けたシュリーマンの本当のスタートが始まりました。

夢の実現のために生涯を賭けて

シュリーマンは、古代ギリシアの長編叙事詩『イーリアス』を丹念に読み込んで分析した結果、トロイアの遺跡はヒサルリクの丘にあると推測しました。シュリーマンは早速現地に飛びましたが、発掘作業は困難を極めました。焼けつくような暑さの中、発掘の技術もなく、堅い地面をつるはしとスコップで地中深く掘り起こすのは大変な作業でした。岩盤を突き崩し、さらに何か月間も掘り進めます。のどの渇きに襲われ、食事はパサパサのパンとブドウ酒と水だけ。その水も熱水となっていました。

発掘作業には莫大な金銭が使われ、健康と時間をも犠牲にする過酷な闘いでした。そして一八七三(明治六)年、ついにシュリーマンは巨大な城壁の跡と複雑に重なった多数の遺構や家々の礎石、それに金細工を施した見事な宝飾品や財宝を発見したのです。そしてこの発見により、今まで空想していたトロイアの都が実在したことが証明されたのです。

世紀の大発見をしたシュリーマンの名は、一躍ヨーロッパ中に広まりました。しかし、ここで新たな論争が起こりました。シュリーマンがトルコ政府の許可を得ないまま調査を始めてしまったこと、発掘作業が強引で粗雑であったこと、他の遺跡を破壊してしまったこと、出土品の鑑定が専門家の手によるものではなかったこと等々、シュリーマンに対する批判の目が向けられました。シュリーマンを認めない学者たちとの論争は、その後も長く続きましたが、シュリーマンはそれらの批判にも屈することはなく、さらに三回にわたって発掘を進め、トロイアの都が実在した確信を強めていきます。

子どものころからの夢をいつまでも忘れずに、その実現のために全力を注ぎ、ついに考古学者たちが誰一人なしえなかった偉業を成功させたのです。

シュリーマンは六八歳でナポリ滞在中に客死しました。商人として現実を生きながらも、ロマンティストとしての限りない情熱が尽きることはありませんでした。そのことが、シュリーマンを単なる考古学者にとどめなかったゆえんなのでしょう。

最後まで愛に生きた人

●長寿の秘訣は恋愛と結婚遍歴にあり

宇《う》野《の》 千《ち》代《よ》（一八九七―一九九六）

人を好きになるのは幸せなこと

代表作『おはん』で知られる明治生まれの女流作家・宇野千代。その後の大正、昭和と続く激動の時代を生き抜き、平成に入ってなお「私何だか死なないような気がするんですよ」と言わしめた恋多き女性でもありました。

千代は作家、随筆家としてはもちろんのこと、着物デザイナーや実業家としての顔も持っていました。一世紀におよばんとするその人生は、終始数多くの著名人との恋愛や結婚遍歴に華やかに彩られています。その人生をあえて一言でいうならば、最後まで愛と波乱に満ちた生涯だったということでしょう。

宇野千代は一八九七（明治三〇）年に父・宇野俊次、母・土井トモの長女として山口県玖珂郡（現・岩国市）に生まれました。

実家は代々造り酒屋を営む裕福な家庭でしたが、父親は生涯生業につかずに放蕩無頼、博打の常習者で警察の厄介になることもあったといいます。母親は肺結核のため、千代が二歳の時に亡くなりました。このため、父親は千代と一二歳しか違わない一七歳のリュウを後妻に迎えます。リュウはその後、俊次との間に五人の子どもをもうけますが、千代を他の弟妹と同様に分け隔てなく育てたので、生母の記憶や思い出を持たない千代は、この継母を心から慕い、愛したのです。

やがて岩国高等女学校に入学した千代は、文学仲間の友人たちと同人雑誌を出すようになります。千代にとって、このころすでに文学への志が芽生えていたのでしょう。

一四歳になった千代は、父の命令で従兄弟の藤村亮一に嫁入りしますが、わずか一〇日あまりで実家へ戻ります。

一七歳で女学校を卒業した千代は、小学校の代用教員となります。月給は八円でした。この小学校で千代は師範学校出の新任教員と熱烈な恋に落ちますが、これが学校に知れ渡り、千代は教職を追われます。当時は教員同士の恋愛はご法度であったのです。この恋は千代の失恋で終わりました。

失恋に関して千代は半自伝的エッセイ『生きて行く私』の中で次のように語っています。

「私は生涯の間、これは参った、と思うほどの失恋を何度か繰り返した。そのたびに、身をひるがえして、その失恋のどん底から起き上がった」

生来色黒であった千代の顔は、白粉をはたくと見違えるような別嬪になったといいます。勤務先の小学校までの往復で何通もの恋文をもらったのも、このころのことでした。教職を辞した千代は知人を頼って船でソウルへ向かいますが、すぐに帰国。郷里で偶然に出会った亮一の弟、忠に熱を上げた千代は京都で同棲生活を始めます。これが、好きになったら理屈なしに行動に移す、宇野千代の自由奔放な恋愛遍歴の原点となったのです。

人生を華やかに彩った愛と別離

このころ文学にめざめた千代は、一九一七（大正六）年二〇歳の時に忠と上京し、雑誌社の事務員や家庭教師、西洋料理店の給仕などをして生活を支えました。中央公論社の名編集長、瀧田樗陰や芥川龍之介、久米正雄、今東光らと知り合ったのもこの料理店でのことで、今東光とはその後も長く親交を結びました。

やがて二二歳で藤村忠と結婚した千代は、夫の赴任先である北海道へ渡りますが、一九二一（大正一〇）年、二四歳の時に応募した「時事新報」の懸賞短篇小説『脂粉の顔』が見事第一位に入選し、本格的に作家としてデビューすることになったのです。ちなみに、この時の第二位は尾崎士郎、第四位が横光利一でした。

翌年千代は夫を残して単身上京し、執筆活動に専念しますが、このころにもまた、運命の男と出会うことになります。千代は用事で中央公論社に立ち寄った際に紹介された尾崎士郎に一目惚れし、そのまま東京で同棲生活を送りはじめたのです。

過去の恋愛に見るように、ここにも、好きになったら脇目もふらず、相手に突進するという千代の恋愛パターンが見てとれます。

結局忠とは一九二四（大正一三）年に離婚し、士郎と正式に結婚しますが、この結婚生活も長くは続きませんでした。

一九二九（昭和四）年に情死未遂事件を起こした洋画家の東郷青児と出会い、翌年に尾崎士郎と離婚した千代は、またすぐに東郷と同棲を始め、まもなく結婚しました。

しかし、この結婚も四年間しか続きませんでした。東郷と別れた千代は一九三六（昭和一一）年にスタイル社を創設し、ファッション雑誌『スタイル』を創刊して実業家としての道を歩きはじめます。『スタイル』では後に夫となる作家の北原武夫とともに編集を務め、千代のデザインした着物も紹介して、販売も手がけました。

一九三九（昭和一四）年、四二歳になった千代は一〇歳年下のこの北原武夫と結婚します。ダンディーで美男子であった北原を心底愛していた千代は、一度として年の差など考えたことはありませんでした。その年の四月一日、帝国ホテルで藤田嗣治と吉屋信子を仲人に、結婚式を挙げたのです。四月一日は、かつて二人が初めて出会った記念すべき日でもあったのです。

千代にとって最後の結婚であった北原との生活も、一五年後に終止符を打つことになります。スタイル社が莫大な債務を負って破産した五年後、一五年間連れ添った北原ともまた離婚するのです。

尾崎士郎、東郷青児、北原武夫と、結婚と離婚を繰り返してきた宇野千代ですが、別れに際し、決して取り乱したりすることはなく、過去を振り返ることもありませんでした。

男から別れを切り出されても、決して深追いをせずに、相手の気持ちを思いやって、自ら身を引く。「深追いは見苦しいし、何よりもうっとうしいこと」というのが、宇野千代の恋愛哲学でした。

好きになったら一緒になり、嫌いになったら別れ、また別の男が好きになれば前の男と別れて新たな恋を始める。大病もせず、九九年の長寿を全うした宇野千代の人生は、実にシンプルで、まさにあっぱれとしか言いようがありません。

千代が歩いたのは、最後まで自分の気持ちに忠実に恋に生き、そして微塵も後悔のない潔い人生であったといえるでしょう。

●〝老いらくの恋〟を生きた歌人の純な人生

川田《かわだ》 順《じゅん》（一八八二―一九六六）

自らの出自と宿命の愛

川田順は、一流の実業人として住友総本社の常務理事を務め、また数々の優れた歌集や随筆を成した一流の歌人として、また能楽や文芸に精通した優れた学者としても知られています。

川田順は、一八八二（明治一五）年一月に東京市浅草区三味線堀に生まれました。父は宮中顧問官で、日本で最初の文学博士となった漢学者（儒者）の川田剛（号は甕江）、母は甕江の側室であった本多かねで、順は庶子で三男でした。

この庶子であった出自が、終生川田の頭から離れることはなく、川田は自らの出生に関わる秘密を「みなし児の歌」と題して何百首も詠み続けました。

その後、川田は第一高等学校を経て一九〇二（明治三五）年に東京帝国大学文科（英文）に入学しますが、翌年には法科に転科。文科において川田は小泉八雲の薫陶を受け、一九〇四（明治三七）年には、文科大学生の小山内薫や武林夢想庵らと同人雑誌『七人』を刊行するようになります。

幼少期から能楽に熱中した川田は、学生時代にはシェイクスピアや近松門左衛門に深い関心を抱くようになりました。

大学時代の川田には初恋の女性がいました。一五代将軍徳川慶喜の五女で国子という女性です。国子は大河内子爵家に嫁ぎましたが、以前から川田の歌の大ファンでした。家柄や身分制度の厳しい時代であったので、二人が結ばれることはありませんでしたが、この人妻との悲恋は川田が初老に至り、国子が六一歳で亡くなるまで続きました。

法科で優秀な成績を収めた川田は、『七人』においても広く文学活動を展開し、やがて二六歳で大学を卒業すると住友総本社に入社します。

一九一〇（明治四三）年に、川田は日本女子大学を卒業したばかりの京都人の河原林和子と結婚します。良妻賢母型の家庭人であった和子は三〇年近くにわたって川田によく尽くしましたが、残念なことに一九三九（昭和一四）年に病気のために五三歳の若さで亡くなります。最愛の妻を失った川田は悲しみのあまり、人が変わったようになり、深い絶望の底へ落とされていきます。

川田順をめぐる女性を考えるうえで、繊弱で小柄な母は順が一二歳の時に三七歳で亡くなり、父もまた順が一五歳の時に六七歳で病没しており、その少年期にすでに両親ともに死に別れているという悲運を忘れることはできません。

終生忘れえぬ生母への思慕

戦後、川田順は一つの衝撃的な事件を起こし、それがスキャンダルとなって世間の注目を集めることになります。

京都大学経済学部の著名な教授であった中川与之助の夫人で、川田の歌の弟子であった中川俊子と恋仲になったのです。このことはすぐに狭い京都で知れ渡ることになります。

俊子は二人の子どもを持つ母親であり、二人の年齢が三〇歳近くも離れていたこともあって、許されぬ恋と前途を悲観した川田は、自責の念からか遺書を残して自殺を図ったのです。一九四八（昭和二三）年のことでした。幸いにも歌人仲間の発見で一命は取りとめましたが、川田六八歳、俊子四〇歳の時のことでした。

父からは学問上、多大な影響を受けた川田ですが、多感な少年期に生母と死別したことは、その後の川田の女性をめぐる人生に大きな影響を与えたことは疑いのないことです。

国子にしても中川俊子にしても、川田順の恋愛の対象になった女性はいずれも人妻であり、川田はこの女性たちの中に亡き母の面影を見たのかもしれません。強い思慕の情を感じて限りない愛を注いだのではないでしょうか。

中川俊子との恋愛では、亡き妻和子の墓前で自殺を図ったりしたことで、たちまちジャーナリズムに喧伝され、その詩歌「墓場に近き老いらくの恋は　怖るる何ものもなし」の「老いらくの恋」の言葉で世間を大いに騒がせました。

そこには、六八歳という老いの身にあっても、なおほとばしるような情熱をもって必死に相手を思う、一途で正直な川田の純粋さがよく伝わってきます。川田は七〇歳を前にして、俊子とともにもう一度歌に取り組んでみようと考えたのです。

順と俊子は結局一九四九（昭和二四）年に結婚することになり、神奈川県国府津の実業家、名取和作の別荘の別棟に二人で移り住むことになります。

川田順は住友における三〇年間、実業人としての力量を存分に発揮して幹部コースをたどり、やがて常務理事にまで上りつめますが、一九三六（昭和一一）年に五五歳で突然退社します。「後進に道を譲った」などといわれ、川田が住友を辞した本心はよく分かりませんが、これからは日本一の歌人となるべく、筆一本で生き抜いてゆく決意を固めたのでしょう。この覚悟は、芸術院賞と朝日文化賞という名誉ある賞を受賞することで結実します。

川田は一九四六（昭和二一）年には皇太子の作歌指導を仰せつかり、また翌々年には宮中歌会始の選者となりましたが、俊子とのこの恋愛事件がもとで、その役を辞することになりました。川田順の人生を考えるとき、その半生は住友人、半生は歌人としてとらえ、二兎を追った人生と評する人もいます。

夫や子どもと別れ、貧乏を覚悟して身一つで川田に嫁いだ俊子との生活は、慎ましくも仲睦まじく、幸せなものでした。川田の作品の一番の批評家はいつも妻の俊子でした。すべてを投げうった川田は、歌人としての生活で俊子を支えたのです。川田が生涯に詠んだ歌の数はおよそ二六〇〇首。

お互いに歌人同士であった俊子との恋愛において、川田順は、老いの命を削るような激しい情念でその愛を貫き通し、老いらくの恋はハッピーエンドに終わりました。川田順は、歌人として八五年の生涯を全うしたのです。

●女性に愛を注ぎ、自らも愛された喜劇界の天才

チャールズ・チャップリン（一八八九―一九七七）

チャップリン・スタイルと喜劇王の誕生

チャップリンと聞いて、誰もがまず思い浮かべるのが、その独特のスタイルでしょう。鼻ひげをつけ、だぶだぶのズボンにタキシード、ドタ靴をはいて山高帽をかぶり、手には竹製のステッキというコミカルないでたちが、すぐに記憶に蘇ります。

「喜劇の王様」と呼ばれたチャップリンは、今日では映画ファンのみならず、世界的な名士としても尊敬され、広く知られているのは周知の事実。一方、その私生活においては、華やかな女性遍歴でも有名です。

チャップリンは八八年の生涯に四度の結婚をしたといわれています。しかも、その相手がいずれも一〇代であり、夫婦の年齢差が、それぞれ一二歳から三五歳もあったということは案外と知られていません。チャップリンは人生の最後を迎えるまで、自分らしさを貫き、思いの通りに人生を充実させ、愛に生きた人といえるでしょう。

チャップリンがあの印象的なスタイルでスクリーンに登場したのは、一九一四年のこと。喜劇を専門としていたキーストン映画社時代のサイレント映画『ヴェニスの子供自動車競走』が最初です。

この映画で、貧しくても決して誇りを失わない「放浪紳士」というキャラクターをつくりだしたチャップリンは、その後のさまざまな映画の中で、チャップリン・スタイルともいわれる愛すべきキャラクターを演じていくことになります。

チャップリンは、一八八九年にイギリスのロンドンの貧民街で生まれました。

両親はともに軽演劇ミュージック・ホールの芸人でしたが、チャップリンが一歳の時に離婚。チャップリンは五歳の時、突然声が出なくなった母の代わりに舞台に立ち、当時流行った歌を観客の前で唄ったといいます。その後、六歳の時にアルコール中毒の父を亡くし、やがて母も貧困による栄養失調から精神に異常をきたし、施設に収容されることになりました。以来、チャップリンと四歳違いの異父兄シドニーはどん底生活に陥り、孤児院や貧民院を渡り歩く浮浪児同然の生活を余儀なくされます。

チャップリンは生きるために印刷工やガラス職人、新聞売りなど、さまざまな職業を転々としながらも俳優斡旋所に通って芸人修業を続け、ミュージック・ホールでパントマイムを演じて、貧しい家計を支えていきました。

そんな過酷な境遇の中にあって、チャップリンは一〇歳の時には木靴ダンスの一座に加わり、一四歳の時には劇団の地方巡業に参加して舞台に立ち、一七歳で所属していたミュージック・ホールの名門喜劇一座「フレッド・カーノー劇団」の人気者となるなど、役者としての演技力を磨き、めきめきと頭角をあらわしていきました。

ロマンスが絶えなかった完璧主義者

チャップリンがアメリカの映画界に入ったのは、一九一四年のこと。「フレッド・カーノー劇団」の二度目のアメリカ巡業の際に、前述のキーストン映画社の名プロデューサー、マック・セネットにスカウトされ、同年二月に公開された『成功争ひ』でスクリーンに初めて登場したのです。

素顔のチャップリンの写真を見ると、小柄ではありますが、なるほどなかなかの男前。数々のゴシップを流し、さぞかし女性にモテたといわれるのもうなずけます。

チャップリンが最初に結婚したのは二八歳の時。相手は一六歳の新進女優ミルドレッド・ハリス（二年で離婚）。以後、三四歳で一六歳のリタ・グレイとメキシコで密かに結婚（三年後離婚）、四六歳で一九歳の女優ポーレット・ゴダード（六年後離婚）、そして最後となる四回目は、五三歳で一八歳の女優志願のウーナ・オニールといった具合です。

チャップリンの才能と莫大な富、そして名声にあこがれて、自ら積極的にアプローチした女性たちも多かったようですが、このように結婚と離婚を繰り返したチャップリンは、「英雄色を好む」的な側面よりも、むしろ理想の女性とめぐり合うまでに少々の回り道をしたと考えるべきなのかもしれません。

チャップリンのこの四回の結婚の相手を見ると、いずれも一〇代ということで、ロリータ嗜好があったのかどうかは不明です。ただしチャップリンは、これらの女性たちのほかに、成熟した大人の女性たちとも数々の浮名を流したことを付け加えておきましょう。

完璧主義者と呼ばれ、わずか数秒のシーンでも納得のいくまで何百テイクと撮り直したといわれるチャップリンにとっては、映画づくりと同様に、一人の完璧な女性とめぐり合うまでに、何人もの女性たちとの出会いが必要だったのかもしれません。

チャップリンは一九四七年の映画『殺人狂時代』で、戦争や資本主義に対して辛辣な風刺を浴びせたため、東西冷戦の始まったアメリカでは次第に疎まれるようになっていきました。

そして、一九五二年に始まったマッカーシーの「赤狩り」によって、四〇年間にわたって住み慣れたアメリカでの生活を捨て、スイスに移り住みます。チャップリンはこの地で四番目の妻ウーナや、彼女との間に生まれた八人の子どもたちとともに、幸せな晩年を送りました。

生涯で八〇本もの作品に出演したチャップリン。製作、脚本、監督、主演、それに音楽まで担当したその多芸多才ぶりは、長年彼の秘書を務めた日本人の高野虎市が述懐するように、まさに「天才的な人」でした。一九七五年には、イギリスのエリザベス二世からナイトの称号も受けました。

極貧の生活から世界の喜劇王にまで上りつめ、富と名声を手中にしたチャップリンは、何よりもたくさんの女性たちの愛に包まれながら、八八年の華麗な生涯を閉じたのです。

あとがき

「老いることは『いい年』を生きることなのである」

臨床心理学者で、ユング研究家としても名高い河合隼雄さんが、その著書『「老いる」とはどういうことか』の中で語っている言葉です。

「いい年」というのは、たいていは人を批判するときに使われます。「いい年をして、そんな派手な色の服を着るなんて……」とか、「いい年をして今さら勉強してどうするの？」などと言われると、言われた方は、せっかくのやる気もそがれてしまうものです。人が自分のことを老人だと自覚するのは、周囲が自分を老人扱いしたときのことが多いといいます。

最近は、仕事や学びや遊びの世界で、意欲をもって取り組む元気な高齢者が増えています。

他方、社会には昔ながらの老人イメージによる偏見も残っており、それに捉われると、老いの世界を狭く味気ないものにしてしまうのではないでしょうか。

そこで河合隼雄さんは、この「いい年をして」という言葉に対して、「（それをするのに）いい年だと思いますよ」、などと返せば、相手も思わず賛同するのではないかというのです。

確かに、老後というのは、いい年をして生きる時間の連続には違いありません。そしてこの年になったからこそ、人に迷惑をかけない限り、自分の時間を自分で好きに使ってよいのですから、何をするにも「いい年」だといえます。

まだまだ、老いに対する無理解な場面に遭遇することもあるかもしれませんが、むきにならず、やんわりとユーモアで返せるようなシニア世代が増えれば、高齢社会もうるおいのあるものとなりそうです。

平均寿命という言葉はずいぶんと浸透してきましたが、最近では「健康寿命」を重視する風潮が強くなりました。

健康寿命とは、認知症や寝たきりにならず、日常的に介護を必要としないで、自立した生活ができる寿命のことです。WHO（世界保健機構）が二〇〇〇年に提唱しはじめた言葉で、平均寿命から介護期間を引いた年数が健康寿命になります。

私たちの本当の願いは、不老不死を望むというより、自立して長寿をまっとうすることではないでしょうか。

生きている限り、健康で社会・経済・文化・市民活動などの各方面に参加・活動すること、家族や仲間や地域社会において生き生きと自分の役割を果たすこと、それが、寿命が何歳になろうとも、与えられた命をまっとうすることだと思います。

高齢社会を迎えて、「老い」というテーマは、近年とみに関心が集まっており、書店でも、

「老い」に関する書物が増えているようです。そんな中にあって、さまざまな角度から「老い」や「老化」についての話題を集めてご紹介するという、今までにない老いについての書物を作る機会をいただきました。

本書では、老化のメカニズムからはじまり、老いを取り囲む社会的背景や日本人の老いにまつわる文化、老後を見事に生きた実在の人物伝など、さまざまな角度から「老い」に関する知識や話題を取り上げ、紹介しました。

「老い」とひと口にいっても、その論議はあらゆる分野にまたがり、学ぶほど、知るほどにさらに深い問いが生じます。ただ、老いは誰にでも必ずやってくるものなので、あらかじめ老いについて考えたり、情報を集めておくことが大切だと思います。

本書ですべてを言い尽くせるものではありませんが、本書が、老いを知るうえで一つのヒントとなり、老後を輝かせていただくきっかけになったら、これほどの喜びはありません。

本書の出版にあたっては、東京都健康長寿医療センター研究所・老化制御研究チームのチームリーダー石神昭人先生に監修をしていただきました。心よりお礼申し上げる次第です。また、東京堂出版の堀川隆さんをはじめ、章友社の永原秀信さん、西田久美さんに多大なるご尽力をいただき、感謝申し上げます。

中野　展子

【参考資料・文献】

『ヒトはどうして老いるのか―老化・寿命の科学』田沼靖一（ちくま新書）
『老化』近藤昊・井藤英喜（山海堂）
『老化の測定とその制御』中村榮太郎（金原出版）
『2時間でわかる図解　老化のことを正しく知る本』（財）東京都老人総合研究所　安藤進・鈴木隆雄・高橋龍太郎（中経出版）
『分子レベルで見る老化』石井直明（講談社ブルーバックス）
『老化はなぜおこるか』藤本大三郎（講談社ブルーバックス）
『老化とは何か』今堀和友（岩波新書）
『図解雑学　老化のしくみと寿命』藤本大三郎（ナツメ社）
『人は何歳まで生きられるか』杉本正信（新書館）
『長寿社会のゆくえ』鈴木隆雄（講談社現代新書）
『健やかに老いるための時間老年学』大塚邦明（ミシマ社）
『どうよく生き、どうよく老い、どうよく死ぬか　私の幸福論』日野原重明（だいわ文庫）
『定年後――豊かに生きるための智恵』加藤仁（岩波新書）
『60歳から少しだけ社会貢献をはじめる本』佐藤葉・清水まさみ（実務教育出版）
『お父さん！これが定年後の落とし穴』大宮知信（講談社）
『みんな「おひとりさま」』上野千鶴子（青灯社）
『おひとりさまの老後』上野千鶴子（法研）
『江戸時代の老いと看取り』柳谷慶子（山川出版社）
『江戸　老いの文化』立川昭二（筑摩書房）
『知られざる藤沢周平の真実――待つことは楽しかった』福沢一郎（清流出版）
『藤沢周平全集（第二十一巻）』藤沢周平（文藝春秋）
『完本池波正太郎大成（第十一巻）』池波正太郎（講談社）
『老いの愉楽――「老人文学」の魅力』尾形明子・長谷川啓編（東京堂出版）

『科学者からの手紙　⑥老いを考える』香原志勢　文・古川タク　絵（ほるぷ出版）
『ご隠居の底力』ＮＰＯ法人シニアジョブ（徳間書店）
『老人力（全一冊）』赤瀬川原平（ちくま文庫）
『老人力自慢』赤瀬川原平編著（筑摩書房）
『老いを生きる仏教の言葉一〇〇』ひろさちや（成美文庫）
『老いを考える一〇〇冊の本』久我勝利（致知出版社）
『名禅百話――人生の真理と不動の心を求めて』武田鏡村（ＰＨＰ研究所）
『すこやかな死を生きる』中野東禅（雄山閣）
『老いを愉しむ言葉』保坂隆（朝日新書）
『歴史を彩った女性たち――日本史の中の女性逸話事典』（東京堂出版）
『遅咲きのひと』足立則夫（日本経済新聞社）
『老いは生のさなかにあり』津本陽（幻冬舎）
『チャップリンの影――日本人秘書　高野虎市』大野裕之（講談社）
『チャップリン自伝』チャップリン著、中野好夫訳（新潮社）
『自伝　波乱を生きる――相場に賭けた六十年』是川銀蔵（講談社）
『是川銀蔵の戦い――証券史上に残る稀代の勝負師一代記』木下厚（世界文化社）
『希代の相場師　是川銀蔵――阿修羅を生きる黄金の顔の全貌』中村光行（ＫＫベストブック）
『私のしあわせ人生』宇野千代（集英社文庫）
『生きて行く私』宇野千代（角川文庫）
『幸福人生まっしぐら』宇野千代（大和書房）
『百歳（ももとせ）　ゆきゆきて』宇野千代（世界文化社）
『現代日本女性人名録』（日外アソシエーツ）
『人形の誘惑』井上章一（三省堂）
『カーネル・サンダース』藤本隆一（産能大学出版部）
『カーネル・サンダースの教え』中野明（朝日新聞出版）
『ぼくのフライドチキンはおいしいよ』中尾明（ＰＨＰ研究所）
『ファーブルの生涯』Ｇ・Ｖ・ルグロ著、平野威馬雄訳（藤森書店）

『齋藤孝の親子で読む偉人の話　1年生』齋藤孝（ポプラ社）
『世界の偉人ものがたり22話』（ＰＨＰ研究所）
『虹の岬』辻井喬（中央公論社）
『私の履歴書　文化人2』（日本経済新聞社）
日本歌人講座第八巻『近代の歌人Ⅲ』（弘文堂）
『レーニ・リーフェンシュタール――美の誘惑者』ライナー・ローター著、瀬川裕司訳（青土社）
『レニ・リーフェンシュタール――20世紀映像論のために』平井正（晶文社）
『レニ・リーフェンシュタールの嘘と真実』スティーヴン・バック著、野中邦子訳（清流出版）
「朝日新聞」２００８年2月9日付け朝刊（16面）
人物叢書『貝原益軒』井上忠（吉川弘文館）
『貝原益軒処世訓――「慎思録」88のおしえ』久須本文雄（講談社）
『貝原益軒に学ぶ60代からの「体・心・頭」をもっと元気にする本』立元幸治（三笠書房　知的生きかた文庫）
『老いてますます楽し――貝原益軒の極意』山崎光夫（新潮選書）
『教科書が教えない歴史有名人の晩年』（新人物往来社）
『古代への情熱――シュリーマン自伝』シュリーマン著　関楠生訳（新潮文庫）
『シュリーマン――トロイア発掘者の生涯』エーミール・ルートヴィヒ著　秋山英夫訳（白水社）
『トロイアの秘宝――その運命とシュリーマンの生涯』キャロライン・ムアヘッド著　芝優子訳（角川書店）
『[科学感動物語]6　情熱――夢と希望をかなえる力』（学研教育出版）
『画集　グランドマア・モーゼス』オットー・カリア編著　加藤恭子訳（サンリオ）
『新版モーゼスおばあさんの絵の世界――田園生活100年の自伝』アンナ・Ｍ・Ｒ・モーゼス著　加藤恭子訳（未来社）
フリー百科事典『ウィキペディア』
『エンカルタ総合大百科』（マイクロソフト）
『世界大百科事典』（平凡社）

増補改訂『新潮世界文学辞典』（新潮社）
『新潮日本文学小辞典』（新潮社）
『岩波西洋人名辞典（増補版）』（岩波書店）
『20世紀全記録』（講談社）
『広辞苑』（岩波書店）
『世界人物逸話大事典』（角川書店）
『日本人物話題事典』（ぎょうせい）
『江戸奇人稀才事典』祖田浩一編（東京堂出版）
『東西名言辞典』有原末吉編（東京堂出版）
『故事名言・由来・ことわざ総解説』（自由国民社）
『江戸の冠婚葬祭』中江克己（潮出版社）
『慣用句・故事ことわざ辞典』（成美堂出版）
『年齢の話題事典』中野展子編著（東京堂出版）
「高齢者が住みやすい街ガイド」の公式サイト
　http://elderly-livable-city.org/toshinbu/setagaya/
「放送大学」の公式サイト　http://www.ouj.ac.jp/
公益財団法人　是川奨学財団の公式サイト　http://
　www.korekawa-zaidan.jp/
カーネル・サンダース物語の公式サイト　http://
japan.kfc.co.jp/tale/index.html
伊能忠敬記念館の公式サイト　http://www.city.katori.
lg.jp/museum/tadataka.html

〈監修者〉

石神昭人（いしがみ　あきひと）

1990年　東邦大学大学院博士課程修了、薬学博士
1990年　大日本インキ化学工業株式会社　総合研究所
1992年　米国国立衛生研究所（NIH）、国立老化研究所（NIA）、客員研究員
1994年　東京都老人総合研究所　細胞化学部門、研究員
2005年　東京都老人総合研究所　老化ゲノムバイオマーカー研究チーム・老化制御、リーダー、主任研究員
2008年　東邦大学薬学部生化学、准教授
2011年　東京都健康長寿医療センター研究所　老化制御研究チーム・分子老化制御、研究副部長
2014年　東京都健康長寿医療センター研究所　老化制御研究チーム・分子老化制御、研究部長、チームリーダー

単著：『ビタミンCの事典』（東京堂出版）

共著：『環境因子と老化』（学会出版センター）、『老化・老年病研究のための動物実験ガイドブック』（アドスリー）、『Handbook of Vitamin C Research: Daily Requirements, Dietary Sources and Adverse Effects』（Nova Science Publishers）、『新老年学（第３版）』（東京大学出版会）、『生物薬科学実験講座５細胞の構造とオルガネラ』（廣川書店）、『ビタミン総合事典』（朝倉書店）、『ビタミンの科学と最新応用技術』（シーエムシー出版）、『Protein Deimination in Human Health and Disease』（Springer）、『Ageing: Oxdative Stress and Dietary Antioxidants』（Elsevier）、『美肌科学の最前線』（シーエムシー出版）、『老化の生物学』（科学同人）

〈著者〉

中野展子（なかの　のぶこ）

愛媛県松山市生まれ。早稲田大学社会科学部卒業。佛教大学大学院文学研究科仏教文化専攻修士課程修了。コピーライターとして、主に企業広報誌の執筆・制作に携わり、現在はフリーライター・編集プランナーとして活動。著書は『素敵なホームパーティ』（泰流社）、『女性だから成功するマイショップ』（ＭＧ出版）、『年齢談義』『お金の常識・非常識』『おふくろとお母さん』（以上心交社）、『年齢の話題事典』（東京堂出版）など。他にも健康・気功・暮らしに関する書籍を執筆・企画・プロデュースしている。

〈編集協力〉

野本　博（のもと　ひろし）

株式会社愛和出版研究所代表取締役。

老いの話題事典

2014年７月15日　初版印刷
2014年７月30日　初版発行

監修者　石神昭人
著　者　中野展子
発行者　小林悠一
印刷・製本　有限会社　章友社
装丁・組版　Katzen House
発行所　株式会社　東京堂出版
http://www.tokyodoshuppan.com/
〒101－0051　東京都千代田区神田神保町１－17
電話 03－3233－3741　振替 00130－7－270

ISBN978-4-490-10849-1 C0577